DER WEG DER HEILERIN

DIE VERKNÜPFUNG VON ALLTAG, THERAPIE UND SCHAMANISCHEM WISSEN

BIRGIT DUCKHEIM

IMPRESSUM

Kontakt:

www.einklang-birgit-duckheim.de

b.duckheim@gmail.com

Zeichnungen:

Wolf & Lotusblüte: Nele Duckheim

Alle weiteren: Birgit Duckheim

Satz & Gestaltung:

STUDIO TORMASI, Daniela Tormási

hello@studio-tormasi.com

Printed in Germany

3. überarbeitete und erweiterte Ausgabe, 2024

ISBN: 978-9-40 37179-1-3

Buch-Bestellung über die Autorin oder im Buchhandel

***Unter Gesundheit verstehe ich nicht
„das frei sein von Beeinträchtigungen“
sondern die Kraft, mit ihnen umzugehen.***

(Johann Wolfgang von Goethe)

INHALTSVERZEICHNIS

VORWORT

Ich habe vor einigen Jahren von meiner Heilpraktikerin den Auftrag bekommen, ein Buch zu schreiben. Mit all dem was ich mache, was mich ausmacht, was ich gelernt habe und wie ich meinen Alltag bewältige. Mit diesem Buch würde ich viele Menschen erreichen, für viele Menschen Vorbildfunktion erfüllen und zeigen, wie man trotz vieler Hindernisse, Einschränkungen und Handicaps ein erfülltes und zufriedenstellendes Leben führen kann. Wie man seine Wünsche erfolgreich umsetzen und seine Ziele verfolgen, kreativ neue Wege erarbeiten kann, wenn vermeintliche Hindernisse den eigentlichen Weg versperren. Erleben, wie es möglich ist, immer wieder Kraft zu schöpfen, sich neu aufzufüllen. Negative oder schmerzhafte Erfahrungen umzuändern in kraftgebende Lebenserfahrungen, diese als Antrieb zu erleben und neue Wege zu finden.

Einige Jahre später sagte mir der peruanische Schamane Jaime Caso Villavicencio ebenfalls ich solle ein Buch schreiben über das, was ich gelernt habe und das, was ich in meinem Leben für mich umsetze oder in der Arbeit mit anderen Menschen einsetze. Schreiben über die Inhalte der schamanischen Arbeit. Über Möglichkeiten, Perspektiven zu verändern und Kraft aus herausfordernden Erfahrungen zu schöpfen, Einschränkungen in Kreativität umzusetzen.

Im November 2018 war ich in Brasilien, in Terra Mirim. Dort kam von der Schamanin XamAM ebenfalls der Auftrag, ein Buch zu schreiben, also die dritte Aufforderung an mich. Ich solle aus meinen Möglichkeiten und Talenten eine Technik kreieren, die anderen Menschen hilft, sich auf ihrem Weg weiterzuentwickeln. Diese Aufforderung bringt nun mein Schreiben in Gang. Ich füge gesammelte Unterlagen und mein Wissen zusammen und beschreibe meinen Weg.

Für mich sind diese Dinge oft so selbstverständlich. Sie gehören zu meinem Alltag dazu, ohne dass es für mich eine Technik bedeutet. Ich lebe sie ohne mir bewusst zu sein, dass es für andere Menschen ein Vorbild sein könnte. In dieser Rückschau und in dieser Zusammenfassung meiner Erfahrungen entsteht dieses Buch.

Birgit Duckheim im Dezember 2020

EIN BESONDERES BUCH ÜBER EINEN AUSSERGEWÖHNLICHEN WEG

Beginnend mit einer schwierigen Geburt mit Komplikationen folgte ein langer anstrengender Weg in den Händen der konventionellen Medizin, um die mitgebrachten körperlichen Einschränkungen nach allen Möglichkeiten zu verbessern – auszugleichen.

Angekommen an einem Punkt, wo aufgrund von älter werden und ausgereizten bekannten Möglichkeiten der Rollstuhl drohte, macht sich Birgit auf die Suche nach neuen, kreativen Methoden, die auf „anderen" Ebenen noch einmal Veränderungen bringen sollen. Beginnend mit der Erkenntnis, dass alte „gutgemeinte" Therapien in der Kindheit tiefe Traumata gesetzt haben, die in den Geweben gespeichert sind und auch wieder Blockaden machen, und dass der bekannte Pfad mit Trainieren und Kämpfen und Operieren nicht die alleinige Möglichkeit ist, macht Birgit sich auf die Reise durch viele kreative Behandlungswege, aber auch mit der Schulmedizin, die wieder Hoffnung geben können.

Das Erleben, dass wenn man zur Suchenden wird für Veränderungen, sich immer wieder neue Wege finden lassen, die letztendlich zu deutlichen Verbesserungen der Situation führen, kann Mut machen für jeden, der auch in angeblich festen „Diagnosen" und Verläufen eingeordnet wurde.

Dagmar Lauff, Heilpraktikerin

VON EINER DIE AUSZOG HEIL ZU WERDEN

Was bitte ist ein Handicap? Nicht unbedingt ein Hindernis

Wie wäre es, mit einer starken Gehbehinderung im brasilianischen Dschungel unterwegs zu sein? Was macht ein Mädchen, das immer wieder operiert und eingegipst werden muss und unter starken Schmerzen leidet, mit seinem Leben? Auf was muss es verzichten? Oder wird es bereichert? Darüber hat Birgit Duckheim ein ungeheuer interessantes und berührendes Buch geschrieben.

Was tun mit einem Handicap?

Birgits Antwort auf diese Frage ist einfach: Sie hat einfach immer schon ein scheinbar normales Leben geführt, obwohl sie körperlich sehr eingeschränkt war. Sie hat, gut oder schlecht, immer so gelebt, als wäre sie normal. Was sich zunächst bewundernswert anhört, hat auch eine Schattenseite – die ungeheure Anstrengung, die es gekostet hat, das Handicap einfach zu übergehen und alles so zu erledigen, wie die nicht eingeschränkten Freund*innen, hat seinen Tribut gefordert.

Wachstum auf allen Ebenen

Nicht wahrzunehmen, was mit dem eigenen Körper passiert, den Fragen der Kinderseele gar nicht erst Raum zu geben, war ihr nach außen erfolgreicher Weg in die Normalität. Erst als Erwachsene öffneten sich Stück für Stück Türen auf seelischer und spiritueller Ebene, die Birgit klar machten, dass in ihr nicht nur eine starke Frau steckt, sondern auch eine begabte Heilerin mit feinen Zugängen zu Klang und schamanischen Welten. Und dass die körperlichen Schmerzen auch seelische Entsprechungen hatten, die es behutsam zu heilen galt.

Im Buch erzählt sie von ersten Begegnungen mit Schamanismus, von ihrer Entwicklung zu mehr Weichheit und Verletzlichkeit, von Einsichten und Umwegen auf diesem Weg. Sie nimmt die Leser*in mit auf innere und äußere Abenteuerreisen, Birgit Duckheim schreibt spannend über persönliche Zweifel und Gewissheiten, über Träume, Sackgassen, über den Werdegang zur Psychotherapeutin und schamanischen Begleiterin, sie teilt Wissen und Erfahrungen auf sehr persönliche, aber nie distanzlose Art und Weise.

Herausgekommen ist ein lesenswertes Buch, das allen empfohlen sei, die sich von einer etwas ungewöhnlichen Lebensgeschichte inspirieren lassen wollen, die eigene Lebenskraft zu erkunden und das Leben zu leben, wie es mit den Ressourcen, die vorhanden sind, gelebt werden will. Genau so und nicht anders. Ohne zu jammern, über das, was nicht ist, ohne in den persönlichen Unvollkommenheiten hängen zu bleiben. Dieses Buch ist Medizin. Möge es vielen dienen und helfen.

Conny Dollbaum-Paulsen

Handicap (Juli 1995)

Vielleicht ist es ohne die vier Räder einfacher.
Es ist einfacher Spaß zu haben.
Es ist einfacher sich zu bewegen,
es ist einfacher.
Es ist auch einfacher
Jungen zu erobern.
Aber ich glaube,
daß die vier Räder helfen
das ganze
Leben
kennen zu lernen
und ihm zu begegnen
und zu siegen.

Alice Sturiale ist aufgrund einer Erkrankung
auf den Rollstuhl angewiesen.
Sie schrieb diesen Text im Alter von 11 Jahren.
Ein Jahr später ist sie gestorben. (aus: Alice Sturiale)

AUF DEM WEG

So fing alles an

Ich wurde geboren in einem kleinen Ort im Ruhrgebiet und war das zweite Kind meiner Eltern, was mein Glück war! Denn durch meinen großen Bruder hatte meine Mutter die Möglichkeit zu sehen, dass es in meiner Entwicklung Auffälligkeiten gab. Meine Geburt verlief zunächst normal, bis sie stockte. Aus diesem Grund setzte der Arzt eine Spritze, die meiner Mutter helfen sollte und die Geburt erleichtern sollte. Doch diese Spritze traf stattdessen meinen Kopf und löste meine folgenden Beeinträchtigungen aus.

Zunächst war es nicht deutlich erkennbar, doch meiner Mutter fiel auf, dass meine Bewegungen andere waren als die meines Bruders, wodurch sie sehen konnte, dass etwas nicht in Ordnung war. Mit ihrer Aufmerksamkeit und ihrem Drängen kam es dazu, dass dann, in einem Alter von knapp zwei Jahren, Untersuchungen eingeleitet wurden und meine „Laufbahn" in vielen Krankenhäusern begann. Viele Operationen, viele Behandlungen, immer wieder Gips oder Schienen, Schmerzen und ausgeliefert sein (aus der Sicht eines Kindes), immer wieder raus aus der Familie und aus dem Alltag, aus der Schule und weg von Freunden. Dennoch haben meine Eltern es mir ermöglicht und sich viel dafür eingesetzt, dass ich ein Leben ohne „Behinderung" führe. Für mich war es Normalität und durch den Einsatz meiner Eltern konnte ich auf die Regelschule gehen, was in den siebziger Jahren nicht üblich war. Meine Schullaufbahn bis hin zum Abitur verlief gut. Ich bin gerne zur Schule gegangen und in meiner Freizeit habe ich den ganz gewöhnlichen Alltag in unserem Dorf gelebt, so wie jedes andere Mädchen auch. Für mich war meine Behinderung nicht behindernd. Ich hatte meine Hobbys. Ich habe Musik gemacht, lange Zeit Querflöte gespielt, ich war im Schwimmverein, habe andere Sportarten gemacht und die Tätigkeit in der Jugendarbeit genossen. Auch in meinem Umfeld war Birgit eben Birgit und die Behinderung war kein Thema.

Meine Muskellähmung bezieht sich auf beide Beine und auf die rechte Seite meines Körpers und sorgt dafür, dass Bewegungsabläufe anstrengend sind, ich immer gegen Widerstand anarbeiten darf und so mehr Kraft verbrauche, als es üblicherweise erforderlich ist. Mir war dieses nicht bewusst, für mich war es normal und Dinge sind eben anstrengend. So habe ich Kraft geschöpft und bin dem Alltag nachgegangen, wie jedes Mädchen in diesen Altersstufen.

Die vielen Krankenhausaufenthalte und Operationen haben mich aus meinem Umfeld herausgezogen. Damals gab es keine Begleitung der Eltern im Krankenhaus. Ich war alleine, es gab zeitlich begrenzte wenige Besuchszeiten und das waren meine Erfahrungen in den Kindertagen. Ich habe in dieser Zeit viel kompensiert über das Musizieren oder Lesen oder mich zurückziehen. Während andere Kinder draußen Rollschuhlaufen waren, habe ich stundenlang Querflöte gespielt oder mich in die Schulaufgaben vertieft.

Mit den Schulfreunden und auch in meiner Freundesclique war es ein selbstverständliches Sein ohne Einschränkungen. Alles habe ich mitmachen können und mir war zu dem Zeitpunkt nicht klar, dass ich mich für diese Abläufe mehr anstrenge als andere, mehr Kraft dafür benötige. Nach dem Abitur folgte das Studium und diese Zeit war eine Zeit großer Freiheit und Leichtigkeit, eine neue Entdeckung des Seins, eine wohltuende Zeit. Nach dem Studium begann die Zeit des Arbeitens als Sprachtherapeutin in unterschiedlichen Einsatzbereichen, mit Menschen in jeder Altersstufe. Und die Zeit der Partnerschaft. Unsere gemeinsame Wohnung, eine große Hochzeitsfeier mit Tanz und purem Glück. Freizeitaktivitäten neben Arbeit und Haushalt. Nach wenigen Jahren stellte sich dann heraus, dass es nicht möglich war für mich, noch länger Vollzeit zu arbeiten. Es wurde zu anstrengend für meinen Körper.

Ich habe das Glück, zweifache Mutter sein zu dürfen und zwei wunderbare Kinder zur Welt gebracht zu haben. Das ist für mich das größte Geschenk! Die Schwangerschaften waren Traumschwangerschaften und die Beeinträchtigungen, die mein Körper signalisiert hat, habe ich ausgeblendet und meine Schwangerschaften genossen. Auch der Alltag mit einem Kind, später mit zwei Kindern, war für mich Normalität. Zu diesem Zeitpunkt war mir nicht bewusst, dass es eine große Leistung, ja eine große Anstrengung für mich bedeutet, all die Dinge zu tun, die eine Mutter in diesem Lebensabschnitt tut.

Meinen Beruf habe ich dann wieder aufgenommen und neben den Kindern immer auch ein paar Stunden als Sprachtherapeutin in einer Praxis gearbeitet. Meine Arbeit erfüllte mich, machte mir sehr viel Freude und war ein Ausgleich für mich. Die Kinder wurden größer, der Alltag mit Beruf und Haushalt war anstrengend. Und in diesen Momenten fiel mir erstmalig auf, dass mein Körper doch sehr herausgefordert wurde und ich enorm viel Kraft und Stärke benötigte, um den Alltag zu bestehen. Zu diesem Zeitpunkt wollte ich mein Berufsfeld erweitern und ich begann die Ausbildung zur psychologischen Beraterin, Paar- und Familientherapeutin in Abendform.

In diesen vier Jahren lernte ich sehr viele Techniken und Hintergrundinformationen kennen und begann, Zusammenhänge zu erfassen. Diese Ausbildung bereicherte meinen Beruf der Sprachtherapeutin und ergänzte auf wunderbare Art und Weise mein Handeln. Die Inhalte, die wir in diesen Jahren der Ausbildung lernten, konnte und kann ich sehr gut auch in meinem Alltag für mich selber anwenden. Parallel dazu begann ich die Ausbildung in der Arbeit mit Klangschalen und entdeckte die Wirkung der Schwingung und des Klangs auf den Körper, auf die Psyche, auf die muskuläre Spannung, auf die Emotionalität. So kombinierte ich mehr und mehr meine Berufe. Den Abschluss meiner Ausbildungszeit bis dahin bildete dann der Heilpraktiker für Psychotherapie. Damit hatte ich nun die

Möglichkeit, selbstständig zu arbeiten und meine Arbeitszeit so einzuteilen, wie es in den Familienalltag mit zwei Kindern passte und wie es meiner Gesundheit zuträglich war und ist.

Parallel zu diesen Ausbildungswegen und Fortbildungen lerne ich die Arbeit anderer Heilpraktiker/innen und Heiler/innen kennen und komme in Kontakt mit meiner Heilpraktikerin. In dieser Zeit der Zusammenarbeit eröffnet sie mir immer mehr, immer mal wieder, Kleinigkeiten und Zusammenhänge, Hintergründe und Fachwissen, und ich bemerke, dass das, was ich eigentlich leiste, keineswegs Normalität ist. Dass das, was ich leiste, täglich eine enorme Anstrengung bedeutet und dass mein Körper täglich wie der eines Hochleistungssportlers funktionieren muss. Dass es anstrengend ist und anderer Ressourcen bedarf, war mir bis zu diesem Zeitpunkt nicht bewusst. Meine Aufmerksamkeit wird gelenkt und meine Wahrnehmung verfeinert. Ich bemerke, was das alles ausmacht in meinem Körper. In dieser Zeit nehme ich erstmals bewusst die physischen Beschwerden wahr. Schmerzen bestehen, die ich zuvor erfolgreich ausgeblendet und verdrängt hatte. Ein Umdenken wird nach und nach erforderlich.

Mehr und mehr fügen sich die Fäden zu einem dichteren Netz zusammen. Die Ausbildungen, die ich gemacht habe, mein beruflicher Werdegang, die Zeit als Mutter und in Verantwortung für zwei kleine Kinder, die Berufstätigkeit, der Alltag, das Wissen was ich erlernt habe. All das fügt sich zusammen zu dem, was meinen Alltag heute ausmacht.

Auf diesem Weg, begegnet mir dann Jaime Caso Villavicencio, der Schamane aus Peru. Zunächst bin ich skeptisch, was die schamanische Arbeit angeht. Doch bei dem zweiten Termin, in der zweiten Heilzeremonie bei ihm, bin ich so begeistert und berührt und habe entdeckt, dass mein Weg in diese Richtung gehen wird. Die Zeit der schamanische Ausbildung beginnt und bereichert mein Leben immens! Die Wege verbinden sich, Dinge verknüpfen sich, ich lerne und erfahre immer mehr, werde sensibler. Meine Wahrnehmung verfeinert sich weiter, mein Wissen vergrößert sich. Neue Kontakte knüpfen sich und Begegnungen entstehen.

So lerne ich die Schamanin Alba Maria, XamAM, aus Brasilien kennen. Ich besuche sie zu einem Heilkreis in Köln und fühle mich sehr gerufen zu ihrer Schule. Alba Maria hat in Brasilien die Schamanische Schule XamAM in Terra Mirim aufgebaut und es ruft mich so sehr, dass ich gegen alle Widerstände und die vielen Vernunftsüberlegungen, die gegen solch eine Reise sprechen, mich trotzdem dafür entscheide, im November 2018 für vier Wochen nach Brasilien zu reisen.

Zum jetzigen Zeitpunkt sage ich, es ist das größte Abenteuer meines Lebens und ich bin so dankbar für diese Erfahrungen, die ich dort gemacht habe. Für das Wissen, was ich gelernt habe in der Schule und für die Aufträge, die ich mitbekommen habe für meinen Alltag daheim.

All die Menschen, die mir im Laufe meines Lebens begegnet sind, meine Eltern und meine Geschwister, meine eigene kleine Familie, mein Freundeskreis, mein größerer Freundeskreis, alle Begegnungen in diesen Jahren, haben mich geprägt und zu der Persönlichkeit werden lassen, die ich heute bin! Heute kann ich aus meinem Wissen schöpfen, meine Erfahrungen kombinieren und dieses Wissen weitergeben.

Meine therapeutische Arbeit erfüllt mich sehr, unterrichten und therapeutisch tätig sein sind meine Aufgaben und dieses Buch entsteht in dem Gedanken, dass ich das, was ich anderen weitergeben kann, nun schriftlich erfasse, damit es sich ausbreiten kann. All meine Erfahrungen auf meinen Weg bis heute haben dazu geführt, dass ich in die Kraft komme, dass ich Probleme bewältigen kann, lerne mit Schmerz gut zurecht zu kommen, Strategien finden kann und Möglichkeiten habe, aus der Fülle zu handeln, Ressourcen zu entdecken und den Alltag zu gestalten, das Leben mit Freude zu genießen, die Leichtigkeit auch in den schwierigsten Momenten zu entdecken und aus dem, was an Hindernissen mir in den Weg gelegt wird, neue Kraft zu finden.

Aus der Schwere in die Leichtigkeit kommen. Akzeptanz und Handlungsmöglichkeiten finden. Ins Fließen bringen, mit Vertrauen, Licht und Liebe und einen Vertrauensraum erschaffen.

Grenzenlos innerhalb der gegebenen Grenzen!

Es gab ja auch keine Alternative

Die Erklärungen waren stets die gleichen: es geht darum, dass es dir später besser geht; es geht darum, dass du Fortschritte machst; es geht darum, dass man dir Gutes tut, damit es später leichter wird. So war die allgemeine Meinung: das Eingegipst sein oder die Schienen oder das Festhalten des Therapeuten, das Gedrückt werden in Positionen die nicht meine freiwilligen waren. All das hieß es auszuhalten. Und die Antwort, die ich häufig bekam, war: lass die Finger weg, berühren nicht erwünscht. Berühren verboten, nicht anfassen. Ich darf von anderen angefasst werden, egal wer es gerade ist. Sie schneiden meinen Gips auf, was für mich mit Angst und Aufregung verbunden war, auch wenn sie mir sagen, dass dieser Gipsschneider nicht in die Haut schneidet, sondern nur in den Gips. Angst machte es mir trotzdem! Denn ich war ein Kind. Auch da hieß es aushalten, da musst du jetzt durch, sei stark, reiß dich zusammen, es ist so! Gefühle wurden ausgeblendet.

Ein weiteres Mal nicht anfassen, wenn es frisch eingegipst war, nicht anfassen, wenn es unter dem Gips juckte, nicht anfassen, wenn die Schienen drückten, nicht anfassen. „Fass dich nicht an“ war häufig eine Lernerfahrung für mich. Diese Erfahrung des „fass dich nicht an“ oder „Gefühle sind nicht erlaubt“ hat sich in meinem Innersten abgespeichert ohne dass ich mir dessen bewusst war.

All diese Erfahrungen haben mich geprägt, all diese Erfahrungen haben mir Kraft gegeben, Härte gegen mich selbst, Härte für meinen Alltag, Härte für meinen Weg den ich zu gehen hatte. All diese Erfahrungen haben mich kämpfen lassen, eine Kämpferin für mich selber, für die Beweglichkeit, für die Teilhabe am alltäglichen Leben, an dem normalen Leben mit meinen Freundinnen, mit meiner Familie, in der Schule, in der Freizeit. Es hat auch bedeutet, mich immer anstrengen zu müssen. Kämpfen und anstrengen, um im Alltag mitzuhalten. Mehr leisten, mich hart machen.

Und wie es unter dem harten Gerüst nach außen im Innersten aussah, das habe ich nicht gezeigt. Ich hatte ja gelernt, Gefühle zeigen ist nicht erwünscht! Im Sport habe ich mich angestrengt, bemüht, um genau den gleichen Sport zu machen, wie gleichaltrige Kinder. Ich habe sehr gerne Sport gemacht, war Vereinsschwimmerin. Später habe ich Indiaca gespielt. (Indiaca ist eine Form des Spiels ähnlich dem Volleyball.) Bei all diesen Anstrengungen und Bemühungen habe ich nicht darauf geachtet, ob ich mir weh tue oder ob es zu anstrengend für mich ist. Ich wollte dabei sein und habe Blessuren oder Rückschläge in Kauf genommen, weil ich gelernt hatte: Gefühle werden ausgeblendet.

Und so wurde über all die Jahre die Mauer, die ich um mein Gefühlsleben gebaut hatte, größer und größer, dicker und dicker. Diese kämpferische Haltung, diese Kraft und Stärke, dieser Willen hat sich durch alle Lebensbereiche gezogen. In der Schule, mit Freunden, im Alltag, im Sport, in der Freizeit. Auch beim Musizieren mit der Querflöte habe ich Ehrgeiz entwickelt und viel und lange gespielt.

Später dann im Studium habe ich meine Zeit genossen. Das Studium war eine sehr schöne Lebenszeit! Aber auch hier habe ich mich angestrengt, habe mich unbewusst bemüht um die Normalität, so wie andere Studentinnen zu sein. Mit dem Eintritt in das Berufsleben wurden erneut meine Kräfte herausgefordert. Ein Arbeitsalltag in einer 40 Stunden Woche, plus Autofahren, Stau, plus Haushalt, waren ein großer Kraftakt. Ich habe ihn gemeistert ohne Rücksicht auf die Signale meines Körpers. Nach dem Motto „streng dich an, Ärmel hochkrempeln und machen!“ Auch hier galt immer noch „Gefühle zulassen nicht erlaubt“. Die Zielstrebigkeit, der Ehrgeiz, die Kraft, das Kämpfen, habe ich jeden Tag gelebt und zugleich auch von meinem Umfeld erwartet. Aber für welchen Preis?

So habe ich mir einen harten Panzer zugelegt und ich habe nicht gemerkt, wie darunter die Gefühlswelt klein und eingemauert wurde. Ich konnte mich freuen, sicherlich, und abenteuerlustig sein, das Leben genießen, aber tiefe Gefühle zulassen war nicht erlaubt. Nur kurzzeitig Gefühle zulassen und leben in einer liebevollen Partnerschaft, mit Freundinnen den Tag genießen, das war gut möglich. Aber physisch darauf zu achten, wie es mir geht und die tieferen Gefühle wahrzunehmen, „was sagt mein Körper dazu“ habe ich nie gelernt. Diese Tatsache habe ich erst viele Jahre später erkannt und musste mir mühsam erarbeiten, mich selbst zu spüren und wahrzunehmen. Ich musste feststellen, dass im Kern meines Innersten dieses kleine Kind, umhüllt von so starken Mauern, sitzt und darauf wartet, gesehen zu werden. Vieles durfte ich neu lernen, um zu begreifen, dass meine Gefühlswelt abgeschnitten ist, dass dieses kleine Kind in mir gesehen werden möchte.

Mit den späteren Lernerfahrungen, mit den Menschen die mir begegnet sind und mir diese Wege eröffnet haben, bin ich heute dazu in der Lage, diese Mauern aufzulösen, loszulassen, abzubauen. Ich bin jetzt in der Lage hinzuschauen und zu fühlen, was dort sitzt und was dort gesehen werden möchte.

In kleinen Abschnitten, Stückchen für Stückchen, habe ich gelernt, meine Gefühle zuzulassen und auch zu zeigen, die große schützende Mauer, die es um das kleine Kind herum gab, in mir aufzulösen. Stein für Stein abzubauen und dem Kind Licht, Liebe und Geborgenheit zu schenken. Nach und nach, immer weiter, habe ich gelernt mich mit Liebe zu nähren, mich aufzufüllen mit Kraft. So ist es die Aufgabe Reihe um Reihe zu klären, zu fühlen, zu sehen, wohlwollend anzuerkennen was ich geleistet habe und was dieses kleine Kind in mir ausgehalten hat, um es dann tröstend in die Arme zu nehmen, ihm zu danken für diesen Weg und was es durchgehalten hat. In dem Vertrauen heute als Erwachsene diesen Weg gehen zu können.

Mit meinem gesammelten Wissen und all den Erfahrungen aus Studium, Ausbildungen und Berufsleben, kann ich heute anderen Menschen helfen auf ihrem Weg, sie therapeutisch begleiten, beraten, Antworten geben auf Fragen. Ich kann mein Wissen teilen und so anderen Menschen die Möglichkeit geben ihre Perspektive zu ändern. Oftmals bedarf es nur eines kleinen Hinweises, um die eigene Perspektive zu wandeln und schon werden Alltagsgeschehnisse verändert wahrgenommen.

Fühlendes Zuhören, präsent sein, visualisieren und bewusstes Atmen lassen Perspektiven verändern, Blickwinkel erweitern.

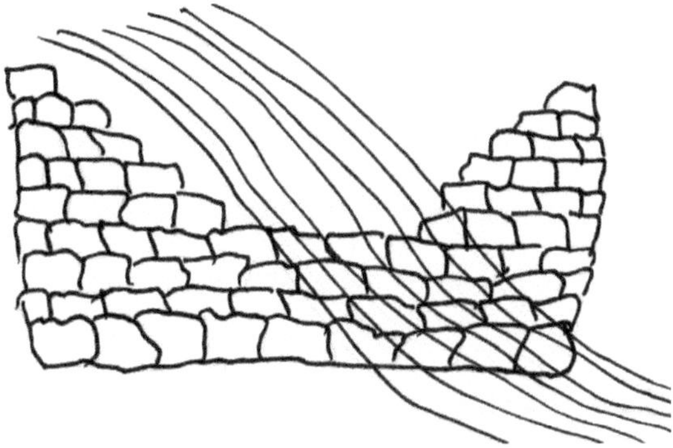

Schritt für Schritt

Die Kombination aus Schulmedizin und schamanischem Wissen bildet für mich eine bereichernde Ergänzung und eine gute Stütze auf meinem Weg. Mit der schamanischen Arbeit fülle ich mich auf, bin angebunden, finde Kraft, Vertrauen, Stabilität, Halt, Mut, Zuversicht. Und die Schulmedizin gibt mir die Möglichkeit, über mechanische, implantierte Technik zu stabilisieren, was der Körper nicht mehr alleine hält. Eine Instabilität in der Wirbelsäule gehalten durch chirurgische Technik, angenommen in meinem Körper, schafft Leichtigkeit. Diese Kombination aus schulmedizinischer Technik und schamanischer Heilarbeit ergänzen sich so wunderbar und ermöglichen mir in mehr Leichtigkeit den Weg zu gehen. Den Weg, der vor mir liegt.

Das Ziel meines Weges ist mir bekannt und ich weiß, dass ich es erreichen werde. Die Herausforderung ist es, diesen Weg mit all seinen Anstrengungen, mit all seinen Hindernissen, Kanten, und Unebenheiten überhaupt zu gehen. Auf diesem Weg zu bleiben und das Ziel nicht aus den Augen zu verlieren. Dieser Weg ist so unfassbar mühsam, so anstrengend, es kostet so viel Kraft und immer wieder Mut, Fuß vor Fuß zu setzen, Schritt für Schritt zu gehen. Dazu fällt mir die Passage aus dem Buch „Momo“ ein, ein Buch von Michael Ende: Beppo, der Straßenfeger, fegt die unendlich lange Straße mit Freude und Gelassenheit. Er macht seine Arbeit täglich, Schritt für Schritt, Atemzug für Atemzug und er erklärt Momo: Schritt – Besenstrich – Atemzug – Schritt – Besenstrich – Atemzug. (vgl. Michael Ende, Momo)

Das ist die Aufgabe und sie bleibt interessant. Und mit genau dieser Gelassenheit und Klarheit kann ich meinen Weg gehen, Schritt für Schritt, Atemzug für Atemzug. Jede Herausforderung annehmen, jedes Hindernis betrachten und eine Lösung finden, kreativ sein, mutig, voller Vertrauen, voller Kraft! Und wenn mir etwas von all diesen Dingen fehlt, verbinde ich mich so, wie ich es auf dem schamanischen Weg gelernt habe. Ich verbinde mich mit Mutter Erde, mit dem Universum. Ich fülle mich auf mit Kraft, Mut, Vertrauen, neuer Energie, Klarheit und Zuversicht. Geduld spielt bei allem eine große Rolle. Manchmal gibt es auch Verzweiflung, Überforderung und Traurigkeit. Auch das darf sein. Das ist die Dualität, sie gehört dazu, macht uns aus. Traurigkeit und Verzweiflung zulassen, Tränen fließen lassen, loslassen. Indem ich sie fließen lasse, mich nicht lange damit aufhalte, sie nicht festhalte, kommt alles in Bewegung.

Anschließend ist das Vertrauen wieder da, die Leichtigkeit kommt zurück und die Aufgabe, diesen Weg zu gehen, wird klar. Ich bin sehr dankbar für meine Möglichkeiten, die mir zur Verfügung stehen und mit denen ich arbeiten kann. So kann ich meinen Weg bis ans Ziel verfolgen, ähnlich dem Fluss, der ins Meer fließt.

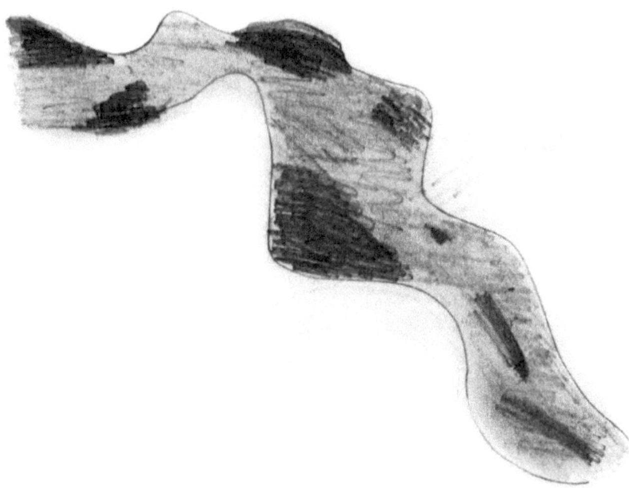

WEIT MEHR ALS ZEHN JAHRE

Stückchen für Stückchen

Vor mehr als zehn Jahren sind wir uns begegnet und seither lerne ich durch meine Heilpraktikerin. Stückchen für Stückchen, mehr und mehr. Immer wieder gibt sie mir neue Denkanstöße mit auf meinem Weg, bereichert mein Wissen, verändert meine Wahrnehmung und unterstützt mich sehr! Sie lehrt mich, obwohl sie doch nie eine Lehrerin für mich sein wollte, zumindest nicht bewusst und gezielt! Ich bin sehr dankbar für all das, was ich in diesen Jahren gelernt habe, für die Kontakte die ich knüpfen konnte. Zu Anfang ging es darum, überhaupt erst einmal wahrzunehmen, was ich tue: im Alltag, mit mir selbst, für mich selbst, wie ich mit mir umgehe und welche Gefühle ich wahrnehme und zulasse. Es geht um die eigene Wahrnehmung, es geht um das mich-herausnehmen und betrachten von oben/von außerhalb. Es ist ein langer und weiter Weg mit vielen Möglichkeiten. Mein Körper muss zunächst erst die Erlaubnis zur Veränderungen bekommen und annehmen, er weiß noch nicht so recht, was er alles kann.

In einem Brief schreibe ich von meiner Vision: von Weite und Beweglichkeit, Gelassenheit und Zufriedenheit, Schmerzfreiheit, Zuversicht und Liebe. Gedanken, die mich seither auf dem Weg begleiten und zunehmend mit Inhalt gefüllt werden.

Die Sehnsucht dient als Motor zur Erneuerung:
aus deiner Wut wird Mut, die Wut wird aufgelöst,
die Liebe tröstet Trauer,
die Liebe und grenzenlose Weite lösen Angst
und Unsicherheit auf,
die Liebe und umfassende Weite lösen den Schmerz auf.

Damals war es der Anfang von Übungen, um mich selbst wahrzunehmen und tatsächlich im Verlauf Schmerz, Angst und Unsicherheit aufzulösen. Heute weiß ich, wie gut es funktioniert und wie ich es umsetzen kann! Sätze wie „ ich bin ein göttliches Wesen mit unendlicher Schöpferkraft" oder auch „Liebe ist die größte und einzige verwandelnde Kraft die es gibt" waren damals für mich neu, unbekannt, ungewohnt und sie haben mich neugierig gemacht. Ich lerne zu transformieren, umzuwandeln, anzunehmen und mich mit Liebe zu bedanken. Ich erkenne, ich bin Stärke, Macht und Einheit. Ich kann mit Leichtigkeit und Freude herangehen an meinen Weg. Es macht Spaß, Veränderungen und Loslassen herbeizuführen. „Der Boden wurde nun aufgelockert, damit die Wurzeln neu greifen und fassen können, sich neu und stärker ausrichten können", so die Antwort an mich. Danke für das Auflockern dieses Bodens!

Es gab den Auftrag, geh in deine Grenzen, geh an deine Grenzen, bleib in deinen Grenzen und akzeptiere! Fühle nach, so eng sind deine Grenzen gesteckt und bleib dort drin, setz die Maske ab! Mach dir nicht länger etwas vor, sondern zeige dich so, wie du wirklich bist und wie es dir wirklich geht mit all deiner Begrenztheit, mit allem Schmerz und mit deiner Traurigkeit und Wut, mit deiner Angst. In diesen deinen Grenzen werden sich neue Türen öffnen, neue Weggefährten möglich, Vertrauen, Liebe und Annahme. Es ist die Aufgabe, eine Balance im Leben zu finden. Balance zwischen geben und annehmen, unter anderem auch Hilfe von anderen anzunehmen. Die Balance zwischen Aktivität und Pause, zwischen bewegen und entspannen, zwischen Geben und Nehmen.

„Es ist deine Aufgabe, Menschen die es sehr schwer haben oder Beeinträchtigungen haben zu zeigen, dass es auch leichter geht. Du hast Vorbildfunktion. Du kannst es anderen vermitteln, dass sie lernen, es leichter zu nehmen."

Und das ganze vor über zehn Jahren!

„Es gibt noch einen anderen Weg, auf einer anderen Ebene, um dein Leben zu leben. Es wurde nun genug gedrückt, gezogen und therapiert an dir. Über einen anderen Weg hast du auch Möglichkeiten zu verändern, zu modellieren, zu modifizieren. Versuche es mal!"

Zeit der Reisen und Meditationen

In der nächsten Zeit gibt es viele Meditationen, schamanische Reisen und neue Erfahrungen. In einer dieser Meditationen erlebe ich meinen Geburtsvorgang noch einmal neu. Injektionsfrei, kurz durchlaufen, freundlich und wohlwollend. Ich erlebe meinen Weg als Kleinkind, Schulkind und Erwachsene. Ich tanze in einem Stamm der Urvölker, leicht und frei, mit anderen zusammen. Und es fühlt sich sehr gut an! (Frühjahr 2011)

Ich gehe auf einer schamanische Reise in die untere Welt und erkenne meine Krafttiere. In dieser Zeit beginne ich mit meinem inneren Kind zu arbeiten. „Heile das Kind in dir, das zu viel erlebt und durchgemacht hat. Arbeite mit deinem Kind in dir und löse auf was aufgelöst werden darf!" Die Hilfe der Engel tritt in mein Leben und auch Muttergottes, die mich unterstützt auf meinem Weg. Neue Erfahrungen mit Liebe, Licht und Heilung entstehen.

Auf einer weiteren Reise erlebe ich Leichtigkeit, tanze um das Feuer, mit freier Beweglichkeit. Seelenanteile werden zurückgeholt, die sich in Kindertagen abgespalten haben. Sie haben sich abgespalten, damit ich als Kind überleben konnte und diese Situationen, gefüllt mit Angst, Schmerz, Verlassen sein, Traurigkeit, aushalten konnte. Es gibt viele Tränen über das Erlebte, aber auch das Glück der Zusammenführung! Es gibt Leichtigkeit und Dankbarkeit.

Es gibt eine Reise zur Heilung des kleinen Kindes: die Zweijährige, die punktiert wird. Angst, Schmerzen, Verlassen sein. Erwartungsvoll schaut dieses Kind auf das, was kommen wird. Es gibt Heil, es ist beschützt und umhüllt. Viel Licht löst die Dunkelheit ab, alles darf jetzt sein. Beschützt durch das große Ich, umgeben von allen Lichtgestalten, in Liebe, kann das kleine Ich nun den Schmerz annehmen, auflösen und umwandeln.

Eine Reise mit schamanischen Trommeln. Das Krafttier hilft mir, es ist zugegen. Der Auftrag „lass los, du weißt die Antwort! Gib auf, lass los und fülle neu auf!" Schutzengel, Lichtgestalten und Krafttiere begleiten meine Reisen und meine Wege. Ich erlebe zunehmend Gefühlsachterbahnen, von entspannt bis schwer und unbeweglich, fest, frei von Schmerzen, von Druck, eine freie und schwerelose Leichtigkeit, Glück, Friede, genauso wie Tränen, Angst, Einsamkeit. Ich bin ohne Bewegung ohne Bewegungsmöglichkeit. Angst, Trauer, Tod und genauso ist jede Beweglichkeit machbar, Leichtigkeit ist gegeben, ich bin neugeboren, heil, leicht, fröhlich, schwebend.

Muss ich sterben, um neugeboren zu werden? Um aus der Unbeweglichkeit in unendliche Leichtigkeit zu kommen? Damals habe ich das Sterben und den Tod noch nicht verstanden. Dieser Tod bedeutet zugleich einen Neuanfang!

Eine schamanische Reise: der Delphin nimmt mich mit. Seine Leichtigkeit, seine Wärme und Liebe, durchströmen mich. Ich tanke Energie auf, ich schwebe im Wasser. Es gibt eine Frage zum Kraftverlust und der Delphin begegnet mir mit einem fröhlichen Gesichtsausdruck. Er wird plötzlich unendlich traurig. Trauer, keine Bewegung, keine Kraft. Gib auf! Lass los! Ich werde ganz und gar unbeweglich. Es ist bedrückend. Der Druck ist so fest. Hilflos treibe ich auf dem Wasser. Dann löst sich der Schmerz auf, der Druck gibt nach, ich bin umgeben, beschützt, begleitet, getragen. Der Delphin nimmt mich mit, wir tanzen durch das Wasser, in Leichtigkeit, in Freude. Eine so gute und intensive Reise!

Starke und heilsame Erfahrungen!

Energiearbeit Träume und Visionen

Es gibt Kleinkind-Seelenanteile, die beschädigt sind, die verletzt sind und diese Anteile werden zur Heilerin gegeben. Die Schäden werden herausgenommen und anschließend werden diese verloren gegangenen Seelenanteile zurückgegeben. Sie vervollständigen mich wieder, heil und ganz. Das gibt mir mehr Leichtigkeit in der nächsten Zeit. Es kommt die Frage auf: bist du bereit, alles herunter zu fahren alles zu löschen, alles loszulassen und neu zu beginnen? Brauchst du die Unbeweglichkeit, um bereit zu sein, neu anzufangen? Dabei stelle ich fest, dass ich im Leben bis zu diesem Zeitpunkt schon dreimal neu Laufen gelernt habe. Als Kleinkind und nach zwei großen Operationen habe ich jeweils neu begonnen, Laufen zu lernen. Neue Schritte gehen, neue Wege gehen und gerade jetzt, wo ich diese Zeilen schreibe, also mehr als zehn Jahre später, lerne ich erneut neu Laufen nach der großen Wirbelsäulenoperation. Diese heutige Operation war ein Einschnitt auf vielen Ebenen. Eine Chance, auf vielen Ebenen wieder neu zu beginnen, den Mantel, mit all den alten Erfahrungen, abzulegen und unbeschrieben und neugeboren zu beginnen.

Im Herbst 2011 gibt es die Aussage: bisher war dein ganzes Leben Kampf und Schmerz. Entsprechend viele Glaubenssätze gab es, entsprechend viele Anstrengungen und immer wieder Bewegungsunfähigkeiten. Und dort, in diesen Grenzen, bist du nun angekommen. Dort werden sich neue Wege zeigen und auftun. Schmerz und Kampf ist in jeder Zelle deines Körpers gespeichert, das darf aufgelöst, weg geatmet werden. Du kannst es fühlen und verändern. Heute hast du die Möglichkeit dazu! Nun kannst du all das transformieren und Leichtigkeit wird diesen Platz erfüllen, Beweglichkeit wird in dein Leben kommen. Deine Möglichkeiten werden sich verändern! Du bist als gesundes, heiles Wesen im Mutterleib gewesen. Erst durch die Geburt und das Therapieren und Operieren ist dir dieser Weg gezeigt worden. Du bist noch nie wirklich deinen eigenen Weg gegangen. Wenn du einen kompletten Neustart hättest, könntest du in Leichtigkeit neu starten und deinen eigenen Weg finden und gehen. So wurde 2011 gesagt.

Im Frühjahr 2019 bin ich genau bei diesem Neustart angekommen. In den Jahren dazwischen habe ich Zeit gebraucht, um all mein neues Wissens, um all meine neuen Techniken zu lernen und Erfahrungen zu machen, sodass ich nun, nach dieser Operation, neu einsteige, wie neugeboren beginnen kann, wie ein unbeschriebenes Blatt.

Im Gespräch mit meiner Seele im Frühjahr 2012: „du hast eine große Aufgabe, du schaffst das, du wirst es allen zeigen. Es steckt unglaublich viel Energie und Kraft in dir. Du kannst so viel verändern, wie du zulässt, dass es sich verändern darf. Schritt für Schritt. Viele kleine Schritte sind erforderlich und wenn sie noch so klein sind, so sind sie doch im Fluss. Dein Körper darf lernen, seinen eigenen Fähigkeiten zu vertrauen. Bisher hatte er ganz wenig Gelegenheit dazu."

Neben verschiedenen Techniken, Meditationen und Übungen, Literaturhinweisen und verschiedenen CDs sammele ich Erfahrungen. Mir begegnet „die spirituelle Rückenschule", ein empfehlenswertes Buch. Ich lerne mich zu entspannen und obwohl es meine Muskulatur zunächst nicht zulassen will, kann der Körper so sehr entspannen! Es gibt Affirmationen aus dem Buch, die mich sehr tief berühren und etwas in mir bewegen. Die Übungen aus der spirituellen Rückenschule helfen mir in der Mittagszeit, den Körper aus der Spannung und aus dem Schmerz herauszunehmen. Ich verändere, modifiziere und erfahre, dass ich selber handeln kann. In dieser Zeit begegnet mir erstmalig Watsu (das ist Wasser-Shiatsu), was eine sehr gute Erfahrung ist. Es ist die geführte Bewegung im warmen Wasser, also bewegt werden ohne eigene Aktivität. Es reduziert den Muskeltonus deutlich, der Körper wird weicher und ich kann mich leichter bewegen. Die Atmung wird weiter. Es entsteht mehr Leichtigkeit.

Anfang 2012 begegnen mir die Fragen: „warum erlaubst du dir nicht, in der Leichtigkeit zu bleiben? Ist es die Angst davor, nach längerer Zeit der Leichtigkeit abzustürzen, in die alten Positionen zurück? Ist es Angst, unbewusste Angst? Sind es Glaubenssätze? Wie löse ich diese Angst auf? Wie löse ich alte Glaubenssätze auf? Wie schaffe ich es, dass meine Gedanken mich nicht so sehr blockieren, wie meine Muskulatur den Körper festmacht?" Zu dieser Zeit gibt es einen Rollator in meinem Alltag: für längere Strecken ist er erforderlich. Ebenso gibt es nun einen Rollstuhl. Das Thema ängstigt mich sehr, die Akzeptanz ist noch nicht gegeben, bedeutet aber doch der Rollstuhl und auch der Rollator eine Erweiterung meines Mobilitätsradius. Ich bekomme Unterstützung darin, mich mit dem Thema Rollstuhl zu beschäftigen. „Der Weg mit dem Rollstuhl als Bild erlaubt dir, auf dem anderen Weg ohne Rollstuhl auch Möglichkeiten der Leichtigkeit zu entdecken. Antworten zu finden, die das Kämpfen beenden."

In diesen Monaten erlebe ich dunkle böse Träume. Es gibt monströse Gestalten, die mich verfolgen. Ich kann aber nicht wegrennen. Ich bin unbeweglich. Es gibt viel Angst und Hilflosigkeit. Es gibt am Tag starke Schmerzen im Alltag und in den Nächten düstere Träume. Immer wieder der Versuch, wegzurennen. In einem Traum gibt es einen Panzer, eine Hülle, die mich eng umschließt, die allerdings viel zu klein geworden ist. In meiner Arbeit mit den Klangschalen in den folgenden Tagen, kann ich diesen mich umschließenden Panzer auflösen. Leichtigkeit stellt sich ein, für einen kurzen Moment. Dann wird alles umso enger und schmerzhafter. Es tauchen Bilder auf aus meiner Kinderzeit, von Operationen, Angst vor Verlassen sein, Ausgeliefertsein, Hilflosigkeit, Einsamkeit und Schmerz. Das kleine Kind wird vom großen Ich getröstet: du bist jetzt beschützt, begleitet, behütet und umsorgt. Gemeinsam, in diesem Traum, sitzen wir am Lagerfeuer. Es gibt Trost und Liebe, Licht und Transformation. Die Gefühle zulassen in voller Stärke, in voller Intensität und sie dann loszulassen, ins Feuer zu geben, zu transformieren, das ist was wir gemeinsam tun. Danach kehrt Ruhe ein. Weich und leicht wird es. Die Atmung wird tiefer. Es geht mir gut! Der zu kleine Panzer darf abgelegt werden und durch einen größeren ersetzt werden. Dieser ist aber auch noch erforderlich, sonst wäre ich zu diesem Zeitpunkt noch zu ungeschützt. Jetzt ist es wichtig, eine Auszeit zu nehmen. Auszeit vom Alltag, in Ruhe zu verarbeiten, was ich gesehen und gefühlt habe. Mein Körper kommt mehr und mehr zur Ruhe. Ich komme mehr und mehr ins Fühlen. Es gibt mehr Pausen in meinem Alltag. Ich fange an zu genießen. abzuschalten und zu entspannen, auf allen Ebenen. Die Heilpraktikerin unterstützt mich darin und bestärkt mich immer wieder, mich wichtig zu nehmen, die Symptome meines Körpers ernst zu nehmen, Gefühle zuzulassen, eine Auszeit zu nehmen um gut für mich zu sorgen. „Willst du wirklich immer noch kämpfen? Hast du nicht schon genug durch Schmerz und Leid gelernt? Du hast eine ganz andere Aufgabe in diesem Leben! Spüre mal da hinein! Löse alte Glaubenssätze und alte Vorhaben auf und bedanke dich für all die Erfahrungen und für das, was du jetzt daraus gelernt hast!“ Und in den nächsten Tagen, Wochen und Monaten gelingt es mir mehr und mehr Themen aufzulösen. Ich komme mehr in Weite, in Leichtigkeit, in Fröhlichkeit und Gelassenheit. Der Körper wird freundlicher und wohlfühlender. Ich ruhe mich häufiger aus und lasse Arbeiten liegen.

Während eines Klinikaufenthaltes im Sommer 2012 – es geht um Schmerzreduktion und Bewegungserhaltung – finde ich Zeit und Raum für eine weitere intensive Meditation. Hier erscheint mir die Eule und ein alter, weiser Druide. Er kommt langsam auf mich zu, aus der Ferne. In seinem weißen Gewand, umgeben von ganz viel Licht und Liebe, er strahlt intensive Energie aus. Kraft, Liebe, Leichtigkeit, Weisheit, Gelassenheit, es ist alles in mir und ich kann aus dem Vollen schöpfen. Ich kann jetzt damit beginnen!

Eine Initiation im Traum – Herbst 2014

Im Urlaub beschäftige ich mich mit dem Gedanken: mache ich die schamanische Initiationszeit mit Jaime in Bottrop mit oder nicht? Es begleitet mich in den Traum hinein. Zunächst bin ich glücklich, zufrieden, entspannt. Dann bin ich am Wasser unterwegs, zu Fuß. Ein Blick zurück zeigt sehr dunkle Wolken und große Gefahr. Ich will zurückgehen, muss gegen das Wasser ankämpfen, große Gefahr kommt auf mich zu. Es weht mir wie ein Sturm entgegen. Ich suche nach Hilfe, finde keine. Es bläst mir fester entgegen, unglaublich stark. Dunkelheit umgibt mich, es versucht mich zu zerreißen, in einzelne Elemente zu zerlegen. Ich versuche mich zu schützen, mit Licht. Ich versuche dem Bedrohlichen zu entfliehen, es gelingt mir nicht. Ich versuche mit aller Kraft wach zu werden, es gelingt mir nicht. Ich suche nach schützendem Licht, um mich einzuhüllen. Werde kurz wach. Ich schlafe wieder ein, es geht weiter und weiter. Es dauert einige Zeit. Ich gehe immer wieder ins Licht und versuche mich nicht zerreißen zu lassen von der Gefahr, von der Dunkelheit. Irgendwann schlafe ich weiter ohne Traum.

Lasse ich mich auf das Geschehen ein oder werde ich besser wach? Gebe ich dem Bedrohlichen nach, gehe mit oder weiche ich aus?

Im Austausch mit meiner Heilpraktikerin sagt sie: der Traum war eine Initiation, eine Prüfung, ein Initiationsritual. Die Frage an dich: bist du bereit dazu, den schamanischen Weg zu gehen? Willst du dich darauf einlassen? Willst du den kleinen Tod sterben und dein Ego sterben lassen, um auf dem Weg des Schamanen weiterzugehen? Einen anderen Weg zu gehen ohne Ego, nur du selbst in deinem innersten Kern? Du bist mit der Fragestellung „mache ich die schamanische Initiationszeit mit?“ eingeschlafen und im Traum bist du quasi geprüft worden, ob du dazu bereit bist, dich darauf einzulassen.

Meine Antwort ist: ja, ich lass mich ein! Ich möchte diesen Weg gehen, sicher und kraftvoll!

In einem Brief

Ich bedanke mich bei dir für all das, was du mir beigebracht hast in den letzten Jahren. Das Wissen, alle Informationen, die veränderte Perspektive. Du sagtest vor einiger Zeit, du hast den Boden gelockert, damit Neues wachsen kann. Jetzt baut so vieles aufeinander auf. Viele Zusammenhänge, die ich erst jetzt verstehe. Vieles, was im Nachhinein klar und nachvollziehbar wird. Die Kontakte, die ich durch dich knüpfen konnte. Es passt alles so ergänzend zusammen! Die verschiedenen Menschen, die in mein Umfeld getreten sind, der Kontakt zu Jaime und die daraus resultierende Arbeit mit mir.

Vieles, was ich in dieser Zeit erlebt habe, was geschieht, vertieft deine Arbeit, vertieft, was ich bei dir schon gelernt habe. Nun ist es die Zeit zum Verarbeiten, Zeit für mich, Zeit zum Verändern und Loslassen, Zeit zum Annehmen.

Eine herzliche Umarmung und ein großes Dankeschön!

Über die verschiedenen Wesenteile in einem Menschen

Eine Rückmeldung an mich: Es gibt zwölf Wesenteile im Menschen und dein Körperwesen und dein Seelenwesen sind momentan sehr weit auseinander. Du musst das Körperwesen mitnehmen, wenn die Seele auf Reisen geht, sonst gehen sie noch weiter auseinander. Das Körperwesen in dir möchte mehr Beachtung bekommen, mehr Aufmerksamkeit und vor allem mehr Fürsorge. Es ist ebenfalls bereit Entwicklungsschritte zu gehen, so wie es das Seelenwesen schon macht, aber das Körperwesen ist nicht so schnell. Die Reisen sind gut und sinnvoll, wenn beide zusammen und im gleichen Tempo unterwegs sind. Wenn du weitere Reisen machst, dann frag zuvor das Körperwesen, wie viel es mitgehen will und kann und wie viel für beide passend ist, für Körper und Seele.

Du hast schon gut für dein kleines (inneres) Kind gesorgt in den letzten Jahren, es ist schon viel versorgter als zuvor. Es darf noch weiter gut umsorgt werden und mit Liebe und Zuversicht genährt werden, besonders das Körperwesen des kleinen Kindes benötigt mehr Fürsorge und Aufmerksamkeit. Das Körperwesen ist bereit für die Veränderung, frag es, wie viel und wann etwas geschehen darf. Du wirst eine Antwort bekommen. Vereine Körper und Seele und gib beiden Raum und Zeit und auch Ansprache. Achte gut auf dich, auf deine Wesen, auf deine Zusagen. Es gab so viele Verletzungen und Misshandlungen in der Kinderzeit, auf Seelenebene und für das innere Kind, da gibt es noch viel aufzufüllen in Liebe, in Achtsamkeit und Fürsorge, in Zuwendung. Eine weitere Möglichkeit ist das Arbeiten mit deinem Krafttier. Bitte dein Krafttier um Hilfe. Es kann sehr viel für dich tun, es möchte nur gefragt werden. Bitte um Hilfe und sei achtsam.

In den Zeiten, in denen die Heilerin mit mir arbeitet, sind häufig unsere Kraft- und Schutztiere zugegen und unterstützen die Arbeit. Die Wölfin ist an meiner Seite, läuft mit, leicht tänzelnd über die Wiese. Erzengel Michael, der Puma und andere Wesen unterstützen die Arbeit. Die Wölfin ist ein Tier, welches mich zeitweise begleitet, parallel zu meinem ursprünglichen Krafttier. Ich sehe den Wolf, ich sehe mit seinen Augen, laufe und fühle wie er, kraftvoll, wissend, angenehm stark. Ich verneige mich vor diesem Wolf und nehme meinen Auftrag an. Aho!

Zum Jahresbeginn 2017 gibt es wieder intensive Träume in der Nacht: ich werde bedroht, es gibt Übergriffe, es gibt Misshandlungen, es gibt Menschen die dabei zu sehen und nicht helfen. Ich bin ausgeliefert, ich will weglaufen und werde ausgelacht, weil ich nicht weglaufen kann. Es gibt große Angst und Herzrasen. Soll ich diese Bilder anschauen oder lieber wach werden? Ich löse sie auf, lass sie gehen, ich gehe durch die Dunkelheit hindurch und schlafe irgendwann tief ein. Es gibt Antworten: es ist eine Ahnenreihe von Frauen und einem Mann, da gibt es Zusammenhänge. Es hat mit alten Wesenheiten zu tun. Diese Informationen kann ich transformieren, wandeln. Zunehmend lerne ich körperliche Signale mehr und mehr zu verstehen. Ich achte stärker auf mein eigenes Wohlergehen und Sorge gut für mich. Vielleicht ist es noch nicht ausreichend, aber es ist der Weg den ich gehe.

„Sei achtsam und gut zu dir, vertraue deinen Impulsen, verlasse dich auf dein Bauchgefühl.“ (Frühjahr 2017)

Erneut treten alte Glaubenssätze in meinen Alltag. Ich werde ausgebremst und diesmal erkenne ich sie. Ich erfasse die Symptome und kann handeln. Alte Strukturen wollen nicht mehr beibehalten werden und der Körper rebelliert mit Schmerz und zu hoher Spannung im Muskeltonus. Die alten Glaubenssätze werden enttarnt. Ich darf es mir gut gehen lassen, viele Pausen machen, ich kann meine Arbeit aussuchen und mit Freude und wohlfühlen tun oder lassen. Es gibt zunehmend mehr Leichtigkeit in meinem Alltag, mehr Fröhlichkeit und mehr Energie.

„Deine Seele ist glücklich, du hast so viel Kraft, du bist sehr stark.“

Im Sommer 2018 geht es mir körperlich sehr schlecht. Die Organe rebellieren, der Körper schmerzt an vielen Stellen, ich werde ausgebremst. Bei einer der letzten Zeremonien habe ich mir fremde Energien aufgeladen. Ich trage für andere Menschen mit. Ein großer Berg davon lastet auf mir und verursacht die oben beschriebenen Symptome. Unbewusst, mit dem Gefühl des Abschieds, habe ich oder hat meine Seele, die dazu in der Lage ist, aufgenommen, eingesammelt, um es zu kanalisieren und dann weiterzuleiten. Es ist aber stattdessen an mir haften geblieben. So etwas geschieht unbewusst - ich habe wohl den Auftrag dazu gehabt, die Lasten der anderen für diesen Moment zu tragen und dann zu kanalisieren. Ich bekomme Hilfe, die fremden Energien wieder aufzulösen. Ich steige in den Prozess ein, kann benennen was ich sehe und was vor meinem inneren Auge deutlich wird. Ich kann die Themen zulassen, sie anschauen und dann lösen. Und oft, wenn man sie losgelassen hat, bekommt man zum Schluss etwas geschenkt oder lernt aus dieser Situation. Das ist sehr stark! Die Bilder, die auftauchen, sind sehr stark. Enorme Brutalität, Gewalt, gegen mich, verprügelt, Knochen brechen, ich möchte mich auflösen, so viel mehr. Zum Schluss gehe ich heraus, lasse meinen Körper als Hülle zurück, gehe ins Licht, in Wärme, Wohlbehagen, liebevolle Umhüllung. Die Leinwand löst sich auf und ich komme langsam in Raum und Zeit wieder an. Tränen des Glücks lösen sich, fließen, leise und leicht, Vertrauen und Wissen sind da.

Die Hülle verlassen, sterben, ein neues Leben beginnen! Vergebung, Liebe, Kraft, Erleichterung, tiefes Durchatmen, befreit, dankbar!

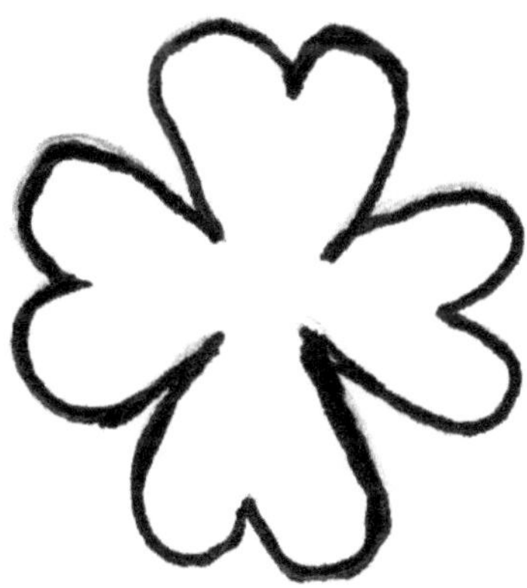

Unsere größte Angst

Unsere größte Angst ist nicht, dass wir unfähig sind.
Unsere größte Angst ist, dass wir über alle Maßen
mächtig sind.

Es ist unser Licht, nicht unsere Dunkelheit,
was wir am meisten fürchten.

Wir fragen uns, wer bin ich schon, dass ich brillant,
wunderschön, talentiert und großartig sein soll.
Aber wer bist du, das nicht zu sein?

Du bist ein Kind Gottes.

Und der Welt ist nicht damit gedient,
wenn du dein Licht unter den Scheffel stellst.
Es hat nichts Erleuchtendes, wenn wir uns klein machen,
nur damit andere Menschen sich in unserer Gegenwart
nicht unsicher fühlen.

Wir sind alle dazu bestimmt, so zu strahlen,
wie es die Kinder tun.

Und wir wurden geboren, um die Herrlichkeit Gottes,
die in uns ist, zu verwirklichen. Und diese ist nicht nur
in einigen wenigen von uns, sondern in uns allen.

Und wenn wir unser Licht leuchten lassen,
geben wir unbewusst anderen Menschen die Erlaubnis,
das gleiche zu tun.

Sobald wir von unserer eigenen Angst befreit sind,
befreit unsere Anwesenheit automatisch auch andere.

(Marianne Williamson,
Nelson Mandela in seiner Antrittsrede)

HEILSAME BEGEGNUNGEN

Auf meinem Weg gibt es intensive, interessante, heilsame und lehrreiche Begegnungen. Menschen, die mir durch gemeinsam erlebte Zeit, mit intensiven Gesprächen oder heilsamen Techniken geholfen haben, auf meinem Weg zu bleiben, den Mut nicht zu verlieren, die nächsten Schritte zu wagen und die Perspektive zu erweitern. Menschen, denen ich sehr dankbar bin für das, was aus unseren Begegnungen resultiert.

Bruder Siegfried (2012)

Leben in Gemeinschaft - ein verlängertes Intensiv Wochenende mit Bruder Siegfried in Steyl

Seine Worte an mich: das was du erlebst, ist Wirklichkeit, die du dir selbst erschaffen hast. Du hast dir schon vor deiner Geburt dieses Leben mit dieser Behinderung ausgesucht, bewusst ausgewählt. Es ist deine Aufgabe, die du zu erfüllen hast.

Alles ist gut und hat einen Sinn! Du kannst es nur noch nicht erkennen. Urteile nicht, richte nicht. Es ist, wie es ist und so wie es ist, ist es vollkommen. Und das ist paradiesisch! Durch unser tägliches Urteilen und Verurteilen wird die Liebe blockiert. Angst, Unsicherheit und Machtlosigkeit entstehen bei mangelndem Vertrauen.

Vertrauen in das Leben, in Gott, das löst die Angst auf. Die Liebe ist die stärkste Energie in unserem Kosmos! Gott ist pure Liebe. Gott urteilt nicht. Unser Ursprung ist die Liebeseinheit mit Gott. Die Liebe überragt alles. Das Vertrauen gibt Sicherheit und Macht. Wenn ich mich einmische, bewerte ich, bin wieder beim Urteilen. Suche also nicht außerhalb deiner selbst, die Lösung ist in dir.

Die Liebe ist die einzige Kraft, die die Angst auflösen kann.

Die einzige Lösung ist die Liebe und die Liebe sagt,
es ist wie es ist!

Es ist ein JA zu allem, was ist!

Es ist ein Sein - in Liebe zu allem, was ist.

(Bruder Siegfried)

Paul (2015)

Paul, mein Physiotherapeut, hat über 27 Jahre mit mir zusammen gearbeitet. Eine unglaublich lange Zeit, eine sehr intensive Zeit. Viele Dinge haben wir gemeinsam erlebt, uns gegenseitig bereichert und ausgetauscht, gegenseitig voneinander gelernt. Paul hat mir beigebracht, Dinge auszuhalten auch wenn der Schmerz groß ist. Die Perspektive zu ändern, auch wenn Kraft und Beweglichkeit nachlassen. Ziele zu stecken, ganz kleine und somit zuversichtlich zu bleiben. Immer positiv! Ich habe unendlich viel gelernt durch Paul. Er wird eine große Lücke hinterlassen und vielleicht können wir diese Lücke füllen, mit den gemeinsamen Erinnerungen, mit dem Bild, was wir von ihm haben und mit der Zuversicht, die Paul immer ausgestrahlt hat. Paul ist Anfang 2015 nach schwerer Krankheit verstorben.

Karin (2015)

Im Austausch – ein Aufruf!

„Bis heute hast du viel gesammelt und gelernt. Du hast nun genug gelernt, genug Erfahrungen durchlebt. Viele davon waren gar nicht für dich bestimmt, du hast sie trotzdem mutig angenommen. Jetzt ist es an der Zeit, dein eigenes Leben zu leben und zu genießen und das zu tun, was zu dir gehört - nicht das Leben der anderen leben. Eben nicht die

Aufgaben der anderen erfüllen! Jetzt ist es dein Weg! Also bedanke dich für die Angebote, die dir gereicht werden, du brauchst sie jetzt nicht mehr!

Schöpfe aus dem vollen Erfahrungsschatz, aus all deinen Fähigkeiten!

Scheinbar hast du auch Aufgaben übernommen, die eigentlich nicht zu deinem Leben gehören. Du hast sie trotzdem erledigt und dann hat der Körper rebelliert, sich gegen das Chaos gesträubt und beschlossen: so kann es nicht weitergehen!

Fang an, dein Leben zu genießen! Erlaube dir Genuss und Freude, Spaß, Tanz, Heiterkeit, Leichtigkeit! Genieße und mach Pausen, Urlaub, Lesen, Musik, Sport. Erledige die Dinge, die dir gefallen.

Schaffe Ausgleich, Balance zwischen Anspannen und Entspannen. Nutze all deine Kompetenzen eben auch für dich!"

Es hört sich so einfach an, doch es ist eine große Aufgabe für mich!

Sabine (2019)

Aufstellung einer Frage

Wir stellen gemeinsam eine Absicht auf. Die Frage: „wofür steht der Schmerz?" Ein intensiver Prozess beginnt. Es gibt informatives Wissen, eine starke Intuition. Es ist intensiv und stark.

Da ist so viel Traurigkeit von so vielen anderen und von mir selbst. Wie ein riesiger Trichter entsteht ein Sog. Durch die Enge und durch den Schmerz hindurch zieht dieser Sog heraus, mit so viel Kraft! Es ist eine Neugeburt! Es ist sehr stark. Es ist wie ein alter Mantel, der abgelegt wird. Er trennt sich von mir, löst sich immer weiter ab, nach hinten weg, frei, befreit, leicht, ja!, geschafft, gut!

Ich bin in mir inkarniert, ich bin in mir angekommen. Mein Ich - nicht das der anderen, nicht die Erwartungen der anderen. Das ist ein neuer Anfang, ein erster Schritt, eine neue Möglichkeit. Alles ist möglich: ich – neugeboren - frei!

So ist es!

Ich habe die Operation gut vorbereitet, energetisch, mental, auf vielen Ebenen. In mir gibt es Vertrauen, Kraft, Geduld, Liebe und Gelassenheit. Diese Operation macht den Neubeginn, den Start! Gut vorbereitet kann ich mich nun auf den Weg einer großen Veränderung begeben.

So sei es!

Johanna (2019)

Ich besuche Johanna in Belgien. Johanna, die ich in Brasilien kennen- und schätzen gelernt habe. Es ist ein wunderbares Geschenk, eine schöne und intensive Zeit. Gute Gespräche. Häufig ist es das Thema Liebe und Selbstliebe.

Ist das, was ich tue Selbstliebe? Bedürfnisbefriedigung? Was steckt dahinter, was will hier genährt werden, was bin ich bereit dafür zu geben?

Ich bekomme Antworten: Grenzen setzen ist schwierig, leichter ist es, einfach nachzugeben oder auslaufen zu lassen. Setze ich eine klare Grenze, so ist es für den Moment anstrengend, aber es schafft auch Klarheit bei allen Beteiligten und gibt mir selbst wieder mehr Raum, mehr Freiheit.

Es gibt heilsame Momente in Stille. Aus der Stille heraus Kraft schöpfen, Antworten finden, in der Stille in die eigene Mitte kommen.

Aus unseren Gesprächen resultiert eine intensive Nacht, mit sehr viel Klarheit. Ich weiß, wohin ich gehöre.

Ich weiß, wo mein Platz ist.

Ich weiß, wie ich mich selbst nähre,
auffülle und mit Liebe
und Kraft versorge.

Ich bin ich!

Dankbar, voller Kraft, voller Liebe,
voller Vertrauen.

Und so wie ich bin, ist es gut!

Heil, gewollt, gesehen, geliebt!

Aho!

„Das Geheimnis der Heilung - wie altes Wissen die Medizin verändert: die Schamanen sahen in jedem Heilungswunsch einen Samen, den ein Bauer in die Erde pflanzt. Wenn er dies getan habe, in einem bewussten zielgerichteten Akt, dann müsse er ihn dort ruhen lassen, sagten sie. Er dürfe ihn natürlich gießen und Unkraut zupfen, das sein Wachstum behindern könnte, aber solle dabei niemals dem Fehler der Ungeduld und des Zweifels erliegen. Wenn er nämlich um ganz sicher zu gehen den Samen ständig wieder ausgrabe, um zu überprüfen ob er auch tatsächlich keime, dann werde er damit sicherlich verhindern, dass aus ihm die Pflanze wächst die er sich wünscht. Ein Samen, der nicht in zurückhaltender Aufmerksamkeit sich selbst überlassen bleibe, sondern ständig wieder ans Licht geholt werde, müsse zwangsläufig vertrocknen. Einen Wunsch zu formulieren und diesen Wunsch dann gleichsam in Frieden zu lassen ohne ihn zu vergessen, darin steckt eine große Kraft.“

(nach Joachim Faulstich)

JAIME CASO VILLAVICENCIO

Meine erste Begegnung mit dem Schamanen

April 2014. Meine Heilpraktikerin gab mir den Hinweis, dass Jaime in Bottrop sein wird. „Er gibt eine Heilzeremonie und es ist doch vielleicht eine Möglichkeit etwas Neues kennen zu lernen", sagte sie. So habe ich mich angemeldet und meine erste Heilzeremonie bei dem Schamanen aus Peru erlebt. Eine kleine Gruppe sitzt im Kreis um eine Kerze herum und ich bin die einzige, die auf einem Stuhl sitzt. Etwas befremdlich fühlt es sich an. Ich bin sehr unsicher, was kommt auf mich zu, was wird es sein? Ich werde sehr herzlich und wohlwollend aufgenommen und begrüßt. Und ich fühle mich tief berührt nach dieser ersten Zeremonie. Etwas verwirrt und unsicher über das, was ich dort erlebt habe, verlasse ich diesen Abend und melde mich direkt für den nächsten Termin im Mai an. Das ist eine völlig neue Welt die sich mir zeigt, eine völlig neue Erfahrung, eine gänzlich neue Atmosphäre. Die Worte die gewählt werden, der Gesang von Jaime, die Musik, sein Trommeln. Er nimmt mich mit auf eine große Reise, von der ich zu diesem Zeitpunkt nicht weiß, wohin sie mich noch führen wird. Ich nehme teil und bin tief berührt. Etwas in mir fühlt sich sehr hingezogen und ich melde mich für die weiteren Termine an.

So beginnt mein schamanischer Weg! (Wobei ich rückblickend erkenne, dass ich schon viel länger auf diesem Weg bin, es aber nicht wusste und noch nicht so recht einordnen konnte.)

Und in einer dieser ersten Zeremonien spricht Jaime mich an, gibt eine Antwort auf meine Zweifel und sein Übersetzer sagt: **„in den Momenten, wo es am schwierigsten ist, wo du verzweifelst, in diesen Momenten erfährst du deine größte Kraft! Wenn du zurückschaust, hast du in diesen Momenten das meiste gelernt!"**

Des Weiteren sagt Jaime:

„Dankbarkeit für alles was ist!
Respekt vor allem was ist!
Demut bei allem was du tust!
Und bedingungslose Liebe!"

In den nächsten Jahren der gemeinsamen Zeit lerne ich viel über die Liebe, über die Atmung, über Respekt. Ich lerne die Arbeit mit den vier Elementen: Feuer, Wasser, Erde, Luft. Mit den vier Richtungen: Osten, Süden, Westen, Norden. Mit den drei Welten: untere Welt (oku pacha) obere Welt (hanam pacha) mittlere Welt (k´ai pacha). Ich lerne vieles über die andinen Kosmovisionen, über die andinen Tiere mit denen Jaime arbeitet: der Condor, die Schlange, der Puma, der Kolibri. Die Bedeutung der Atmung wird in jeder Zeremonie deutlich. Ebenso die Bedeutung der Kraft meiner eigenen Gedanken, ob sie Blockierungen machen oder ob meine Gedanken mich in heilsame Richtungen bringen. Wir arbeiten mit Licht, mit Atmung, mit Entspannung, mit Energie. Wir arbeiten mit der Trommel, mit der Rassel, mit Gesang. So viele schöne Lieder lernen wir in diesen Jahren. Wir arbeiten mit der Kerze, dem Wasser, der Condor Feder.

Ein Segensspruch von Jaime:

Algeria para tu alma (Freude für deine Seele)
Luz para tu esperitu (Licht für deinen Geist)
Y paz para tu corazon (Und Friede für dein Herz)

Anfang Februar 2015 beginnt die Zeit der schamanischen Initiation. Es gibt einen Einzeltermin mit Jaime. So intensiv, so stark, eine sehr intensive Stunde. Der Auftrag an mich lautet: „mache alles bewusst, lasse Angst los, vergib dir, liebe dich und tue dir Gutes. Schreibe auf, was dir Angst macht, was die Traurigkeit in dir macht. Dann lasse es los und fülle es auf mit Liebe!"

Der Einzeltermin war für mich sehr intensiv, sehr gut und nachhaltig. Fragen kommen auf: Warum gibt es so viele Ängste? Welche sind es denn und wovor gibt es Angst? Und ebenso bekomme ich Antworten: Angst davor, nicht mehr laufen zu können, die Kontrolle über meine Bewegung zu verlieren und dadurch in Abhängigkeit zu kommen, meine Selbstständigkeit zu verlieren. Ich weiß, dass ich auch ohne Laufen in Gedanken beweglich bleiben kann und doch kann ich es nicht loslassen. Zunehmende Schmerzen und Verlust der Bewegungskontrolle erschweren meinen Alltag. Ich nehme immer wieder Abschied von Dingen, die nicht mehr gelingen. Auch hier entsteht Traurigkeit. Zugleich übe ich mich in Gelassenheit und Akzeptanz. Ich versuche loszulassen, mithilfe mentalen Trainings, mit Entspannungstechniken, über Atmung. Und viele Dinge, die ich in meiner therapeutischen Ausbildung gelernt habe, setze ich für mich ein.

Es gibt Angst vor Verlust. Es gab viel Trennung und Sorge in meiner Kinderzeit, viele Krankenhausaufenthalte, viele Operationen, viel Schmerz und häufiges Alleinsein, da es damals nur sehr wenige Besuchszeiten gab und meine Eltern nicht ständig bei mir waren. Die Umstände eines Kindes im Krankenhaus waren damals ganz andere als heute. Oft war ich in fremden Händen, viele haben an mir gezogen, gedrückt, korrigiert, behandelt. Ich hatte oft das Gefühl, nicht zu genügen. Es reicht nicht, so wie ich bin. Es geht noch besser, anders. Man möchte immer mein Bestes, aber was ist denn das Beste? Dieses Genügen oder eben nicht-Genügen zieht sich durch Kindheit, Jugend und Erwachsenenzeit.

Die Aufgaben/den Alltag erledigen, wie jeder andere Mensch auch: zwei Kinder, Ehefrau, Beruf, Haushalt, Ansprechpartnerin für die Mutter, Ansprechpartnerin für Freunde. Es klappt vieles sehr gut und ich habe sehr viel Kraft, sehr viel Energie! Und wenn ich damit arbeite, fühle ich mich wohl. In meiner therapeutischen Tätigkeit bin ich gut, es liegt mir und macht mir Freude. Alles zusammen ist insgesamt aber viel und ich werde häufig durch meinen Körper ausgebremst. Schmerzen und Unbeweglichkeit machen oft meine Pläne durcheinander.

In Balance kommen, Ausgleich von Anspannung und Entspannung, das ist ein Ziel! Leichtigkeit und Gelassenheit ebenso.

Und dann gibt es da Traurigkeit: ich weiß und fühle es, ich komme aber nicht daran, kann sie nicht greifen oder benennen. Ich kann sie kaum zulassen und finde keine Antwort. Wenn Traurigkeit aufkommt, lenke ich mich ab oder lasse sie nur kurz an die Oberfläche kommen. Dann tue ich etwas anderes, aber nicht wirklich bewusst. Es fällt mir auf, wenn ich es aus der Ferne betrachte.

Abschied nehmen, loslassen, vertrauen. Im tiefsten Inneren davon überzeugt, dass alles, so wie es ist, gut ist. Ja das gelingt mir immer wieder. Wenn ich meine Auszeiten nehme, meine Pausen mache und mich mit Kraft, Licht, Liebe auffülle, entspannen meine Muskeln. Meine Atmung füllt mich auf mit frischer Energie und ich genieße den Moment sehr, mit Lächeln und mit Leichtigkeit. Das mache ich jeden Tag. Und wenn ich versuche die traurigen Elemente zu verstehen oder zuzulassen, stockt es und ich komme nicht weiter. Ich bin gespannt, wohin mich meine Reise führen wird. Schön ist es, dass sich dieser Weg für mich eröffnet hat!

In den weiteren Zeremonien arbeiten wir mit den Energiepunkten Bauch, Herz, Kopf. Es geht immer wieder um das Loslassen, Atmen, Bewusstsein. „Mache alles bewusst, immer! Jederzeit kannst du wählen, welchen Weg du gehst. Jederzeit kannst du deinen Weg verändern. Schmerz, Angst sind hilfreiche Wegweiser. Sie können helfen, Entscheidungen zu treffen. Über beides kannst du Kraft bekommen, Dinge zu tun. Durch beides kannst du lernen, loszulassen und neue Wege zu gehen. Zu viel an Schmerz oder Traurigkeit blockiert dich und bremst dich aus.“ so sagt Jaime.

In dieser gemeinsamen Zeit der Initiation lernen wir, wie die Mesa gelegt wird und wie die Mesa benutzt wird. Die Mesa ist der tragbare Altar des Schamanen. Wir lernen die Bedeutung des Feuers und wie ich eine Trommel einsetze. Wir erleben Zeiten der Ruhe und der Stille, des tiefen innigen Gebets und des kraftvollen Gesangs. Wir lernen viele Lieder und Techniken, die uns auf unserem Weg begleiten. Energie verteilen, Energie herausnehmen oder hinzufügen, ausstreichen, Spannungen lösen, Blockaden auflösen. Die Bedeutung der Richtungen, der Elemente, der Tiere, die Bedeutung der einzelnen Techniken, all dies nimmt einen großen Teil unserer gemeinsamen Zeit ein und lehrt mich viele Dinge.

Ich lerne mich zu verbinden mit den Welten, mit den Elementen, ich erfahre Anbindung an das große Ganze. Ich bin in allem, ich bin alles, in jeder Pflanze, in jedem Tier. Alles spiegelt einen Teil von mir wider.

Ich bin beweglich, auch ohne mich zu bewegen.

Ich bekomme meine Chakana und lerne ihre Bedeutungen, ein wesentlicher und wichtiger Aspekt für mich. Die Chakana ist das Kreuz der Anden, ein Kraftsymbol, ein Tor, ein Element mit sehr vielen starken Bedeutungen.

Ich lerne viel über Dualität und über Resonanz. Oft ist es unsere Angst, die uns blockiert oder unsere Erwartung, die uns begrenzt. Über Vertrauen und Atmung kann ich meine Begrenzungen lösen!

Die Liebe heilt, sie ist immer zugegen. Sie ist vielfach Thema in unserer gemeinsamen Zeit. Jaime lebt diese bedingungslose Liebe. Er sprüht vor Kraft, Respekt und Liebe. Er gibt sie großherzig weiter und lehrt uns die Zusammenhänge wahrzunehmen.

„Liebe ist Freiheit.
Liebe ist Schutz.
Liebe ist ohne Erwartung.
Liebe macht glücklich.“

Du kannst eine Brücke sein, eine Brücke für alle und für alles, eine Verbindung. Du bist in Verbindung mit dem Universum, du bist in Verbindung mit allem!“ So sagt Jaime.

Weitere intensive Erfahrungen

Es ist meine Aufgabe in diesem Leben mit den Einschränkungen und mit dem, was sich zeigt, zu leben und daraus Kraft zu schöpfen, mich zu arrangieren und zu akzeptieren. Und das gewonnene Wissen und die Kompetenzen hieraus weiter zu geben.

Die Angst hat keine Macht mehr über mich! Ich kann die Angst freundlich begrüßen und dann ziehen lassen. Ich lerne in Balance zu kommen, über Übungen mit Bewegungen, Energiearbeit, mit der Trommel, mit Gesang. Ich lerne mehr und mehr Gefühle zuzulassen. Ich erkenne Grenzen und kann diese dann mit mentaler Kompetenz weiten. Ich lerne alte Glaubenssätze aufzulösen. Ich habe viele Kompetenzen, aber meine Gedanken blockieren mich häufig. „Erkenne, wann deine Gedanken dich blockieren und löse sie auf, so kommst du ins Fließen.“ so Jaime.

Ich erlebe ein intensives Retreat mit Jaime im Sommer 2015. In dieser Zeit erlerne ich so viele Möglichkeiten, mich selber auf meinem Weg weiter voranzubringen. Ich erfahre viel über die bedingungslose Liebe, über Akzeptanz, über Möglichkeiten Kraft zu schöpfen und alte begrenzende Dinge zu lösen. Es kommen Fragen auf:

„Warum bist du hier?“ Ich spüre hinein und es gibt dieses Wissen, dass ich auf dem Weg bin. Ich bin hier, weil ich eine Aufgabe habe, für mich, für andere, für alle.

„Was darf sterben, was darf losgelassen werden?“ Die Angst vor der Unbeweglichkeit, die Traurigkeit.

„Was darf angenommen werden?“ Liebe und nochmals Liebe, Vertrauen, Selbstliebe, Achtsamkeit.

„Was ist dein innigster Wunsch?“ Beweglichkeit, Leichtigkeit.

In einer intensiven Reise mit Jaime gibt es in mir die Gewissheit, dass Beweglichkeit in mir steckt, wenn auch nicht in diesem Körper, so doch in meiner Seele. Sie wird vielleicht durch meine Gedanken blockiert und durch meinen Körper im außen gebremst, aber im tiefsten Innern bin ich so beweglich, wie ich es mir nur wünschen kann. In dieser Zeit lerne ich die einst errichteten Schutzmauern, die ich um meine Gefühle und meine Seele herum aufgebaut habe, abzutragen mit Liebe und Dankbarkeit. Und ich lasse fließen, was sich dahinter aufgestaut hat: Traurigkeit, Erfahrungen, Hilflosigkeit, Angst, Schmerz. Alles darf ins Fließen kommen und frei werden.

Nach einer Einzelsitzung bleibe ich lange bei mir, in Stille, fliege und atme, ich arbeite mit dem kleinen Kind und mit der Schutzmauer. Einatmen - Stein abnehmen – ausatmen - Stein zum Universum loslassen – einatmen - Stein abnehmen – ausatmen - Stein zum Universum loslassen. Die sich öffnenden Mauern lassen das dahinter trauernde kleine Mädchen sichtbar werden. Es fließen viele Tränen, Traurigkeit. Ich bin sehr berührt von diesem Moment und es gibt unendlich viel Liebe zwischen mir und dem kleinen Mädchen.

Die Mauer wird weiter abgebaut. Dualität ist sichtbar. Ein Kind, das geliebt wird und durch die Mauern geschützt war und das gleiche Kind mit ganz viel Traurigkeit und Angst und jetzt unsicher, weil die schützende Mauer aufgelöst ist. Die Versicherung von Liebe, Kraft und Halt, von der Großen an die Kleine. Die ausgestreckten Arme des kleinen

Mädchens in Richtung der Großen, Hände berühren sich, Kontakt entsteht, erste unsichere Schritte, sehr wackelig mit wenig Halt, die Hände helfen tragen, Stützen. Tränen der Liebe und des tiefen Glücks fließen!

Dankbarkeit, große Dankbarkeit, mit Akzeptanz, Liebe und tiefer Atmung, mit einer Einladung für die Leichtigkeit, mit Vertrauen, Zuversicht und Kraft!

Das Thema Liebe ist ein großes Thema.

Liebe dich selbst und sei gut zu dir! Fühle dich wohl. Sorge regelmäßig und gut für dich, schaffe dir besondere Momente im Alltag – Momente des Wohlbefindens, des für-sich- gut-sorgen. Nimm dich selbst sehr wichtig!

Achte darauf, dass deine Gedanken und Glaubenssätze dich nicht emotional so festmachen, wie es die Muskulatur mit deinem Körper macht. Je mehr du an Liebe und Wohlfühlen zulässt, je mehr Leichtigkeit und Einfachheit kommt in dein Leben.

Liebe und Achtsamkeit sind wesentliche Elemente des Lebens!

Sei bei allem was du tust bewusst, sei offen und achtsam.

„Alles ist perfekt – immer!“ so sagt Jaime. Ob es gut ist oder nicht gut – du lernst aus Beidem. Auch das Nicht-Gute wird angenommen. Deine Aufgabe ist es, auf diesem Weg weiterzugehen.

Du bist Lehrer für andere!

Andere machen an dir ihre eigenen Hausaufgaben. Auch wenn es an manchen Stellen schwierig wird, gehe weiter im Vertrauen, bitte um Hilfe.

Die Zeit des Retreats ist eine besondere Zeit. Die Einzelsitzungen und Heilsitzungen waren individuell auf mich zugeschnitten. Die morgendliche Meditation, Zeit zum Verarbeiten, Zeit zum Erledigen meiner Aufgaben, zum Nachspüren. Austausch, Unterstützung, in dieser Zeit einfach nur sein, mich selbst wahrnehmen und wahrgenommen werden. Große Dankbarkeit!

Ein Gebet

Möge heute Friede in deinem Inneren sein

Mögest du darauf vertrauen, dass du genau so bist,
wie du gemeint bist.

Mögest du nie die unendlichen Möglichkeiten vergessen,
die aus dem Glauben an dich selbst
und an andere geboren werden.

Mögest du die Gaben nutzen, die du bekommen hast.

Mögest du mit dir selbst zufrieden sein, so wie du bist.

Möge sich dieses Wissen in dir festigen
und deiner Seele die Freiheit geben, zu singen, zu tanzen,
zu loben und zu lieben.

Aho

Ein uraltes Ritual

Jaime erklärt uns dieses uralte Ritual. Der Sprung in einen Wasserfall: eine Person steht am Rand des Wasserfalls und das ganze Volk steht dahinter, mit Pfeil und Bogen auf diese Person gerichtet. Auf das Kommando „Spring!“ muss diese Person in die Tiefe des Wasserfalls springen, sonst wird sie von den Pfeilen getroffen und getötet. Springen im Vertrauen aufgenommen zu werden. Es ist eine Initiation.

Unserer Aufgabe ist es nun, zu visualisieren: du stehst am Rand des Wasserfalls und springst in die Tiefe. Springe mit Vertrauen! Jaime singt und trommelt dazu.

Ich springe!

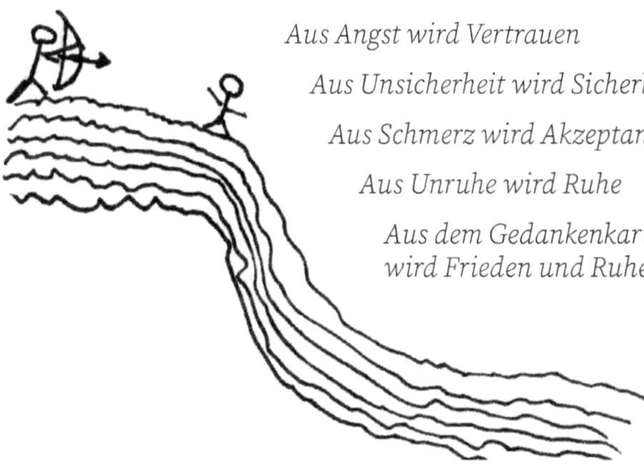

Aus Angst wird Vertrauen

Aus Unsicherheit wird Sicherheit

Aus Schmerz wird Akzeptanz

Aus Unruhe wird Ruhe

Aus dem Gedankenkarussell
wird Frieden und Ruhe

Ich springe mit großem Vertrauen, aufgefangen im warmen Wasser, mit starkem Arm aufgefangen, aufgenommen, geborgen, mit Liebe umhüllt, beschützt wie ein Embryo, auf dem Rücken liegend, auf dem Wasser treibend, sicher. Tiefe Ruhe, Dankbarkeit, Vertrauen. Warm umhüllt. Geborgen. Ich springe in den Fluss, den Wasserfall hinunter. Ich sehe ein Thema und im Sprung wird es losgelassen. Im Wasser geht es weiter.

Es ist sehr stark. Ich bin sehr berührt. Stille, Ruhe, Dankbarkeit, Frieden kehren ein!

Pacha kuti pacha – ARI

Was ich bei Jaime lerne

Dualität: es gibt immer beides!

Was du ablehnst, verstärkt sich.

Was du annimmst, kommt ins Fließen.

Wohin du deine Energie gibst, bekommst du viel davon zurück.

Sei dir sicher, jederzeit!

Akzeptiere was ist, ohne zu bewerten oder abzulehnen, dann wird es gut sein, du kommst dann in deiner Mitte an.

Bleibe in deiner Mitte, egal was kommt! Und wenn etwas Schwieriges da ist, auch dann gehe in Akzeptanz und bleibe in deiner Mitte. So wirst du das Schwierige gut schaffen. Geht es dir richtig schlecht und du bleibst im Vertrauen, dann wird das Leichte folgen.

Bleibst du in deiner Mitte, gibst du die Energie nach außen weiter. So weitest du dich aus, deine Fähigkeiten weiten sich immer mehr aus.

Alles, was du ins Fließen bringst, wirst du lösen. Wichtig dabei ist, dein eigenes Vertrauen und das Einfühlen. Wichtig ist deine Intention, mit der du arbeitest.

Wenn du etwas lösen kannst und auch Tränen fließen, so lass es zu. Tränen die fließen sind wie eine Quelle, du kannst das Salz schmecken. Die Tränen sind wie eine Segnung für deinen Geist.

Jaime betont immer wieder, so wie es ist, ist alles gut. Alles ist perfekt. Loslassen, zulassen, annehmen. Nicht bewerten, sondern annehmen was ist.

Alles ist eine Vision, meine Gedanken sind eine Vision. Alles was ich denke oder mir vorstelle, erfüllt sich. Denke ich schlecht, so ziehe ich Schlechtes an. Denke ich zum Beispiel an ein Eis, stelle es mir vor, schmecke es, so kann ich es tatsächlich im Mund fühlen.

Das Leben ist wie ein Restaurant: lernt, das was ihr vom Leben wollt, zu bestellen, wie in einem Restaurant und dann vertraut darauf, dass es euch serviert wird, weil ihr es bestellt habt.

Impuls: Du bist wie ein Baum. Du bist in deiner Mitte, verwurzelt, stark, stabil. Du kannst dich verbinden und dir Kraft holen, dich auffüllen und gut für dich sorgen. Sei offen, durchlässig, verwurzelt und stark, sicher und voller Vertrauen. Und du kannst aus allem lernen! Deine Liebe ist wie Feuer, deine Atmung ist die Freiheit. Atme und lass los.

Mein zweites Retreat im Allgäu. (Sommer 2016)

Wo sehe ich mich heute, in einem Jahr, an meinem besonderen Geburtstag?

Wer, was und wie will ich sein?

Ich meditiere und nehme die Informationen und Fragen mit in diese Woche. Ich stehe an einem Wendepunkt. Jetzt trete ich mehr in meinen Fokus. Ich werde mich mehr und mehr um mich kümmern, gut für mich sorgen. So viele Veränderungen stehen an.

In dieser Zeit lehrt Jaime mich eine besondere Technik. Es geht dabei auch um die Arbeit mit dem Unbewussten. Das Unbewusste ist eine enorme Kraft in uns, eine Quelle und sehr effektiv für unsere Gesundheit und Stabilität im Inneren. Das Unbewusste arbeitet mit uns ohne dass wir es wissen, ohne dass wir es merken oder beeinflussen können. Das Unbewusste ist ein Lichtkämpfer! Mit viel Übung kannst du mit dieser unbewussten Kraft arbeiten, bist du der Kämpfer. Diese unbewusste Kraft ist in Trance, in Träumen, im starken Schmerz, in Angst, Traurigkeit, Krankheit, Trauma und auch im Reflex vorhanden. Träume und Trance sind Informationen, was passiert ist oder passieren wird. Vergangenheit und Zukunft.

Das Unbewusste - es ist eine Quelle aus der ich schöpfen kann, mit der ich mich füllen kann, gehe in Akzeptanz und ins Vertrauen.

In dieser Zeit erlebe ich eine intensive Meditation. Diese Meditation führt mich ins Innere der Erde, bis zum Erdkern. Wohlig geborgen, umhüllt mit Wärme und Liebe. Was ist das, was dich am meisten auffüllt? Die Antworten, die kommen, sind Liebe, Achtsamkeit, Dankbarkeit, sorgsame Fürsorge für mich, Vertrauen. Es fühlt sich gut an! Anschließend tanzen wir in meiner Vorstellung um das Feuer herum, bewegen uns sanft und leicht zur Musik. So viel Leichtigkeit ist in mir möglich! Ich bin sehr berührt.

Ein weiterer Auftrag in dieser Meditation lautet: zeige deine Gefühle deutlicher, mache sie auch für andere Personen sichtbar, gehe offen mit deinem Wohlfühlen um, dann wird es dir auf allen Ebenen besser gehen.

Die vielen Meditationen helfen mir wahrzunehmen und zu erkennen. Ich komme mehr und mehr ins Fühlen und Denken, sehr in meine Mitte.

Eine Erkenntnis: so unendlich viel habe ich bisher ausgehalten und getragen! Diese Größe wird mir deutlich! So viel habe ich mir zugemutet und meine Grenzen maßlos und häufig überschritten! Ich bitte um Verzeihung, mir, meinem inneren Kind, allen Wesensteilen, besonders dem

Körperwesen. Dieses lade ich nun von Herzen ein, sich gemeinsam mit mir auf diese Veränderung und auf diesen Prozess einzulassen.

Ich begreife, wie es sich anfühlt mich selbst zu lieben, so wie ich bin, mit jeder Zelle und aus ganzem Herzen!

Ich wiege das kleine Kind in meinen Armen, tröste es, lasse fließen, lasse los. Ich spüre dieses tiefe Glück in mir, das Glück dieses Leben so zu leben, so leben zu dürfen und ich bin dankbar für die Geschenke die mir bisher zuteilwurden!

Das größte Geschenk in diesem Leben sind meine Kinder!

Das ist ein schmerzhafter Weg in diesem Leben und aus all dem habe ich gelernt, Kraft geschöpft, mein Wissen erlangt. Mit all diesen Erfahrungen kann ich meine Kompetenzen leben, kann meine Aufgaben wahrnehmen. Ich bin bedeutsam und wichtig für andere und für mich! So wie es ist, ist es gut! Und selbst wenn es weitere Einschränkungen gibt, so bin ich sehr gut in der Lage, in den Prozess einzusteigen und damit umzugehen. Ich werde jederzeit Lösungen finden und ich werde ausstrahlen, wer ich bin - egal ob mit oder ohne Bewegung!

Es ist meine innere Wesenheit, meine Kraft und meine Zuversicht, mein Vertrauen und meine Liebe. Die Liebe für mich, für andere und für alles!

Liebe Akzeptanz Vertrauen Wissen

Mehr und mehr entdecke ich Quellen in mir, durch mein Tun, durch mein Lernen, durch die Meditation. Ich lerne diese Quellen zu nutzen, für mich, für mein Wirken und für die Welt.

Quellen der Kraft, der Reinigung und der Heilung.

Quellen der Liebe und des Vertrauens.

Ich bin
ich bin in mir
ich bin in allem
ich bin überall
ich löse mich auf
ich bin eins mit allem

Ich sehe die Welt von außen, von oben, erlebe in diesem Zustand viele Dinge, überall zugleich, in jedem Moment. Ich heile, ich helfe, ich wirke, ich gebe Liebe und Kraft. Und in dem ich so viel gebe, werde ich gefüllt und werde kraftvoller und bin pure Liebe, Kraft und Licht. Ich löse mich auf, ich bin ein Kanal, ich leite weiter. Ich arbeite mit all diesem, mit den Tieren und kann mit diesen Kräften wirken. Sie wirken in mir, durch mich.

Es gibt tiefe Dankbarkeit und Demut in mir.

Es gibt noch so vieles zu lernen: das Loslassen von Kontrolle, mich hingeben, akzeptieren dessen was ist. Einfach so sein, wie es gerade ist, mit allem was dazu gehört. Passend zu meinem bisherigen Wissen, auch das der Sprachtherapeutin, ist die Bedeutung der Atmung. Das Einsetzen der Atmung in allem was ich tue. Atmung unterstützt die Transformation.

In einer der Einzelsitzungen spricht Jaime mir seinen Respekt aus für das, was ich mache trotz aller Einschränkungen, für meine Kraft, für mein Tun und Wahrnehmen, für alle meine genutzten Möglichkeiten. Er benennt seine Dankbarkeit für mein Vertrauen und dafür, dass er mit mir lernen darf.

In diesen Zeiten der gemeinsamen Arbeit, des gemeinsamen Weges, lerne ich weitere Techniken. Ich erlebe die Schwitzhütte und lerne sie zu genießen, sie als große Medizin zu erfahren. In den verschiedenen Momenten werde ich bewusst neugeboren. Ein tiefer Frieden und Ruhe in mir entsteht!

„Der Regenbogen ist das Symbol der Heilung und der Reinigung“ sagt Jaime. Und: „Alles ist gut, was dir begegnet. Alles was dir begegnet ist ein Spiegel deiner selbst. Angst, Schmerz, Traurigkeit, Wut können aufkommen. Dann nimm diese Gefühle an und lasse sie zu! Es darf sein und gehört dazu! Und es bleibt nur einen Moment - so wie ein Kurzschluss, danach ist es verändert. Sei nicht nachtragend. Anschließend kehrt tiefer Friede und Ruhe ein. Lasse deine Gefühle zu, ohne Aggressivität, ohne Ärger, sondern einfach so wie sie gerade sind. Alle Themen die dir begegnen, alle Erfahrungen die du machst, lassen dich lernen und du wirst dich selbst mehr und mehr erkennen.

Die Ruhe und Stille liegt in dir! Außen herum kann großes Chaos sein, Unruhe und Aufregung. Du selbst hast die Ruhe in dir, egal wo du auf der Welt bist! Finde sie und tiefer Frieden ist da, in genau diesem Moment!“ so sagt Jaime. Die Erfahrung und das Erleben der Stille vergrößert sich. Die Stille der Meditation oder des tiefen Gebets, die Stille in einem Moment , die Stille in dir. Ruhe ist leicht zu erreichen und nicht so tiefgehend wie die Stille. Ich kann ruhig werden, mich entspannen, den tiefen Frieden fühlen. Die Stille ist noch tiefliegender. In der Stille zu sein, ohne Gedanken, ohne Bewertungen und ohne Konzepte, nur für einen Augenblick. So entsteht eine intensive Verbindung. Ein zeitloses Sosein!

Zuhören - Stille - Sosein - alles ist eins - alles ist in Verbindung. Und in dieser Verbindung finden wir Antworten, Lösungen, erkennen unsere Aufgabe und unseren Weg.

Ich lerne viel über das Räuchern. Ich arbeite draußen in der Natur. Jaime räuchert für uns Teilnehmer. In mir kommt viel Traurigkeit auf. Still fließen meine Tränen. Mehr und mehr weine ich. Ich sehe meinen Lebensweg bis hier her, schmerzhafte Erfahrungen, alle Operationen, Menschen die schon gegangen sind. Tiefe Trauer über all das, was alles nicht möglich ist. Ein neuer Lebensabschnitt beginnt, die Kinder verabschieden sich, mehr und mehr gehen sie ihren eigenen Weg. Sehr viele Themen zeigen sich mir, die meine Trauer ausmachen. Sie zeigen sich und fließen. Ich kann sie sehen, mit Wertschätzung, Dankbarkeit und tiefem Mitgefühl für mich. Ich fülle den nun freien Raum mit Liebe und nochmals mit Liebe. Ich nähre mich, das kleine Mädchen, in allen Körpern und Ebenen. In mir ist das Bild einer Schale.

Ich fülle diese Schale bis an den Rand,
so dass ich aus ihr schöpfen kann und verteilen
und geben kann. Liebe, pure Liebe!

Wir gehen an den Kraftplatz am Waldrand, wieder räuchern wir und segnen uns und den Ort. Ich bleibe alleine dort. Eine tiefe, intensive Meditation in Stille, ganz bei mir. Ich räuchere, Tränen fließen, starkes Weinen und Schluchzen. So viel Traurigkeit, Schwere und Schmerz zeigt sich, löst sich mit den Tränen, kommt ins fließen. Ruhe kehrt ein.

Ein großes und befreiendes Geschenk: Tränen der Traurigkeit, die mir Dankbarkeit und Glücklich sein geben! Endlich lösen sich diese Tränen, endlich zeigen sich die Gefühle so deutlich und ich kann sie zu lassen! Welch Geschenk! Tiefes Mitgefühl, tiefe Ruhe. Ich räuchere für mich und für alles.

Ich bin so wie ich bin geliebt, heil,
geschützt, befreit, frei, gelöst.

Ich bin, ganz bei mir!

Aho!

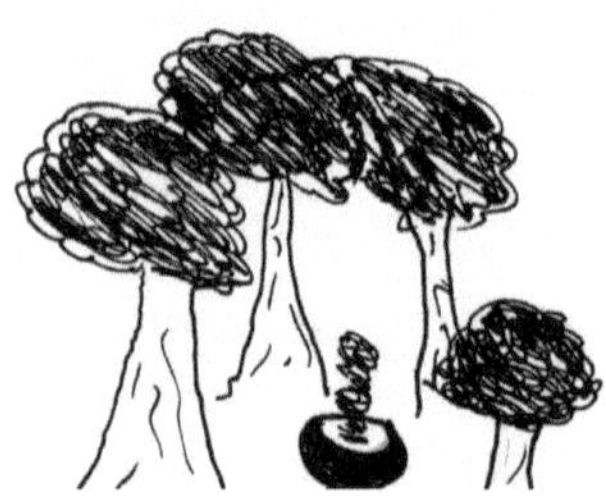

Banjo di Flores (2017)

Eineinhalb Jahre vor meinem runden Geburtstag habe ich eine Vision von diesem Tag und heute erfüllt sich diese Vision. Es gibt eine Heilzeremonie für mich, Banjo di Flores zu meinem Geburtstag. In den vergangenen Jahren habe ich sehr viel gelernt und bin auf meinem Weg ein großes Stück weiter gegangen. Nun beginnt ein neuer Lebensabschnitt mit neuen Erfahrungen. Ein Segnung für mich, eine Verbindung in mir, mit mir, mit allen Themen und allem, was zu mir gehört .

Ich nehme eine Rose in die Hand. Jedes Blütenblatt wird einzeln bewusst abgenommen und mit Intention in die Schale gelegt: loslassen – alles, was ich loslassen möchte, Dankbarkeit - für alles, was mir gerade wichtig ist, Wünsche - was ich mir jetzt wünsche vom neuen Lebensjahr, vom nächsten Lebensabschnitt. Die Segnung mit den Blumen ist eine starke und intensive Zeremonie. Ich bin tief berührt, großes Glück erfüllt mich, Ruhe und große Dankbarkeit stellen sich ein. Danke Jaime, für diese Erfahrung! Und ich danke mir selbst, dass ich mir dieses großartige Geschenk ermöglicht habe.

Puzzelteile (Sommer 2018)

An einem intensiven Workshop Tag wird meine eigene Trommel hergestellt, neu geboren und mit mir verbunden. Das Hirschleder, das Holz der Birke, der Trommelschlegel - eine kraftvolle, berührende und heilsame Zeremonie, sehr tiefgehend!

Kurz darauf eine Reise mit meiner Familie. Nach den intensiven Tagen nun Zeit und Ruhe, das Verarbeiten der letzten Ereignisse. Es ist wie ein Abschluss dieser lehrreichen und heilsamen Zeit. Ergänzend, beschließend, umfassend, resümierend. So viel Dankbarkeit, Stille, Kraft, Frieden in mir.

Ich bin angekommen! Bei mir in der Tiefe.

So häufig tief empfundenes Glück! So schön! Eine Rückmeldung wird mir gegeben: „du bist ein tiefer, ruhender See. Umgeben von Bäumen und einer spiegelglatten, ruhigen Oberfläche. So eine ruhige, starke Ausstrahlung. Du bist wirklich bei dir angekommen!"

Nach dieser so wunderbaren Rückmeldung erfolgt eine Zeremonie mit Schwitzhütte im Allgäu. Ich weite mich aus. Meine Grenzen, meine Begrenzung, meine Begrenztheit, löst sich auf. Eins mit mir und mit allem. Der Schmerz löst sich auf! Es gibt Liebe und Dankbarkeit in mir, Glück und Frieden. Wir bauen eine kleine, eigene Rassel. Wir reparieren die Schwitzhütte. Und in der Schwitzhütte ist es für mich so, dass der Kreis sich schließt. April, Mai, Juni - es sind Puzzelteile auf meinem Weg, die sich nun zusammen fügen. So gut! Kraft in mir, so viel Wissen, Weisheit, Dankbarkeit, Glück. Es ist auch ein Stückchen ein Abschluss der intensiven Ausbildungszeit. Auch wenn ich es zu diesem Zeitpunkt noch nicht weiß. Etwas Wehmut. Ein Feuerstein, der in der Schwitzhütte im Feuer lag und am nächsten Tag mir zurück geschenkt wird, ist voller Energie und Kraft. Er begleitet mich und bekommt einen Platz in meiner Mesa.

Und noch etwas rundet dieses alles ab und vervollständigt das Puzzle. Eine Reise zur Insel Juist. Eine Woche dort mit meiner Freundin, eintauchen in die Stille der Insel. Meditation, Achtsamkeit, wohltuender und heilsamer Austausch mit der Freundin. Eine erholsame Zeit. Auch hier ist Dualität deutlich: großer Schmerz und Unbeweglichkeit, Traurigkeit und Verzweiflung, ebenso ein Ruf nach Liebe, Umarmung und Unterstützung.

Ich bekomme Hilfe auf meinem Weg, von Schamanen, Heilern, Heilpraktikerinnen und durch mich selbst. Ich bekomme Antworten auf vielerlei Fragen. Ich kann mich weiterbringen auf meinem Weg.

Meine Möglichkeiten - unendlich!

Der Körper ist eine Hülle, meine Möglichkeiten unendlich - und wie ein altwerdendes Fahrzeug gepflegt werden will und Ersatzteile benötigt, sorgsame Beachtung benötigt, auch so braucht der Körper Unterstützung! Und wenn etwas wirklich nicht zu reparieren ist, benötigt es Ersatzteile. So ist es mit dem Körper, der schmerzt. Viel Training und sorgsames Umgehen alleine reicht an dieser Stelle nicht mehr aus. Die Ersatzteile des Fahrzeugs/die Unterstützung für den Körper, sind erforderlich. Das Auto/der Körper, der Fahrer/die Seele. Ich hole mir Unterstützung, akzeptiere Veränderungen und handele entsprechend. Sorge gut für deinen Körper, sorgsam, behutsam. Pflege und unterstütze ihn, akzeptiere Veränderungen und handele entsprechend.

Der Körper eine Hülle

eine die der Seele die Möglichkeit gibt,

hier auf Erden zu wirken und zu sein

und ihre Aufgabe in diesem Leben zu erfüllen!

Aho!

Meditationen und Visionen

Während der Heilzeremonie im September 2018 gibt es eine tiefe Meditation. Stille ist in mir, Leere, einfach nur sein. Es gibt ein Loslassen und Durchtrennen der Leinen, die mich zügeln, die mich bremsen und festmachen, die mich in meinem Sein eingrenzen. Ich lade ein ans Feuer zu kommen, alle Menschen die bei den vielen Operationen anwesend waren, zu allen Zeiten, bei verschiedensten Eingriffen, bei der Vorbereitung, Begleitung, während der Operation, auf der Station, während der gesamten Behandlungszeit. Ich bedanke mich friedvoll für alles, was sie für mich getan haben und gebe an sie zurück alles, was sie gesagt und gemacht haben, was aber nicht für mich bestimmt war. Ich gebe zurück, was sich auf Seelenebene verbunden hat und was nicht für mich bestimmt ist. Ich löse auf, was aus dieser Zeit noch an Verbindungen bestehen geblieben ist und ich gehe meinen Weg in Freiheit, Leichtigkeit, Freude, Liebe, Dankbarkeit. Mit dem Bild der auf der Wiese tanzenden Birgit, die mir zuwinkt und mich auffordert, diesen Weg gemeinsam zu gehen! Tiefe Entspannung stellt sich ein. Entspanntes Sein, frei.

Eine weitere Vision taucht auf: ich löse die mich einengenden Begrenzungen um mich herum auf. Alles frei, entspannt. Ein Bild entsteht. Ein Küken schält sich aus dem Ei heraus. Stück für Stück pickt es die Schale auf, pickt es die begrenzenden Schalenstücke weg. Stück für Stück Abbau der einengenden Grenzen. Stück für Stück mehr Freiheit, Weite, Grenzenlosigkeit, neu geboren!

Eine weitere Vision: ich werde neu geboren, aus mir selbst heraus. Eine spontane, leichte, mit Freuden erwartete, normale Geburt! Tiefes Empfinden, tiefes Wahrnehmen, Spüren! Ich halte das Neugeborene - mich selbst - im Arm, wiege es hin und her, hülle es in Liebe, Dankbarkeit und Freude. Ich halte mich auf dem Arm, im Arm, als Neugeborenes, als Baby, als kleines Mädchen, als Jugendliche und junge Erwachsene, auf meinem gesamten Lebensweg. Ich hülle mich ein mit so unendlich viel Liebe, mit Kraft, Vertrauen, Dankbarkeit. Ich bin – heil – ganz – gewollt – geliebt! Ich bin!

In dieser Zeit der Reisen, Meditationen und Visionen ist der Wolf häufig in meiner Nähe. Er leitet mich, führt mich auf meinem Weg. Und er benennt: ich habe leitende, führende Aufgaben in diesem Leben, gehe voran, übernehme Verantwortung, gehe meinen Weg. Das ist mein Auftrag! Ebenfalls in dieser Vision erscheint die Eule, aus dem Herzen welches ich mit meinen Händen über mir bilde. Sie erscheint vor mir: „Weisheit und Intuition ist in dir, so viel! Nutze sie! Sie begleitet dich auf deinem Weg!"

Wissen, Gelassenheit, Ruhe sind in mir. Adler und Bussard erscheinen, ebenso Kraft, Freiheit, Weite, Glück!

Du bist sicher, also geh!

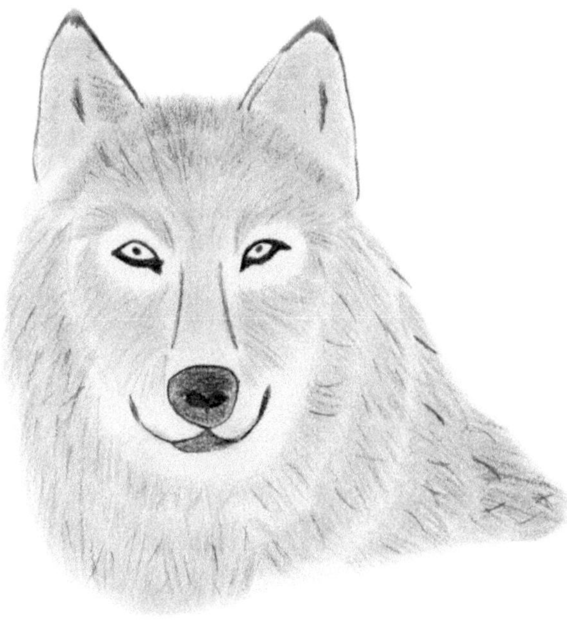

ES IST DIE ZEIT VOR DER ABREISE NACH BRASILIEN

Meine Reise nach Terra Mirim zur schamanischen Schule von XamAM steht kurz bevor. Die Aufregung nimmt zu, Aufgaben wollen erledigt werden, Gespräche geführt, Telefonate, Austausch. So bin ich viel mit Organisation und Vorbereitung beschäftigt und nicht wirklich bei mir selbst. Viel im Außen und wie ist es im Inneren? Unsicherheit, Zweifel. Ist es richtig?

Mein Körper rebelliert, Übelkeit, Kreislaufprobleme, Schmerzen, Instabilität im Becken und in der Lendenwirbelsäule. Das Laufen ist schwierig, Stehen noch viel mehr. Alarmsignale des Körpers oder ist es das Ego, was mich davon abhalten möchte, aus der Komfortzone auszusteigen und auf unsicheren und unbekannten Pfaden zu gehen? Schaffe ich die Reise?

Wenn ich einmal angekommen bin, wird alles gut sein. Vor Ort wird es eine intensive und lehrreiche Zeit sein. Ich freue mich darauf und ich wünsche mir jetzt eine angenehme Reise von Tür zu Tür, auf dem Hin- und Rückweg!

Es wird eine angenehme Reise sein!

Eine Zeit des Lernens und des Heilens.

Eine Zeit mit netten Menschen und besonderen Kontakten.

Eine Zeit mit vielen neuen Erfahrungen.

Eine Zeit des ganz anderen Lebensstils.

Eine Zeit der Achtsamkeit.

Eine Zeit der Dankbarkeit.

Eine Zeit großer Bewusstheit.

Eine Zeit mit Wohlwollen, Liebe, Frieden, Dankbarkeit.

Eine Zeit, die ein großes Geschenk ist!

Ich danke mir für den Mut diese Reise zu tun und diesen Weg zu gehen! Ich habe Respekt vor diesem Schritt! Ich danke meiner Familie, die mir dies ermöglicht, mir den Rücken frei hält und mich reisen lässt. Ich danke allen, die mir mit ihren vielen guten Wünschen helfen und mich somit auf meinem Weg begleiten! Ich danke meiner Heilpraktikerin, die mir diesen Weg überhaupt erst nahegelegt hat und die mich so sehr intensiv und voller Liebe begleitet. Ich danke Jaime, der mich so viel gelehrt hat und mir damit meine Offenheit für diesen Weg gegeben hat. Ich wünsche mir Offenheit, Mut und Vertrauen. Kraft, Liebe und Heilung - so sei es! Pacha kuti pacha - ari!

In meiner Vorbereitung für Brasilien öffne ich mich für Veränderungen, für Heilung. Ich übernehme Verantwortung für mich, für das was ich tue. Ich bin gegenwärtig, neugierig, aufgeregt, mutig, dankbar.

In einer Zeremonie am Wochenende vor meiner großen Reise tauche ich tief ein. Der Atem fließt im Rhythmus mit den vier andinen Tieren: von unten kommt die Schlange mit grünem Licht bis zum Herzen, der Puma kommt von oben, ausgeatmet nimmt der Condor alles auf, trägt es hinauf. Über den Regenbogen bringt der Kolibri die Essenz zurück. Weiß-goldenes Licht strömt in mich hinein, um mich herum! So schön! Heilsam und intensiv. Und da sind auch der Wolf, die Eule und mein Krafttier. Der Wolf signalisiert: klarer Weg, Führungsposition, du kennst den Weg! Gehe mutig voran, sei voller Vertrauen! Die Eule signalisiert: Weisheit, vertrau deiner Intuition, Wissen, geh deinen Weg. Mein Krafttier begleitet mich, trägt, leitet, führt mich. Es steht mir zur Seite, immer, kraftvoll und heilsam.

Ich bin voller Vertrauen, Ruhe, Zuversicht.

Das wird eine gute Zeit!

Ich wünsche Dir Zeit

Ich wünsche Dir nicht alle möglichen Gaben.
Ich wünsche Dir nur, was die meisten nicht haben.
Ich wünsche Dir Zeit, Dich zu freuen und zu lachen.
Und wenn Du sie nutzt, kannst Du etwas daraus machen.

Ich wünsche Dir Zeit für Dein Tun und Dein Denken;
Nicht nur für Dich selbst, sondern auch zum Verschenken.
Ich wünsche Dir Zeit – nicht zum Hasten und Rennen,
sondern die Zeit zum Zufriedensein können.

Ich wünsche Dir Zeit – nicht nur so zum Vertreiben.
Ich wünsche, sie möge Dir übrig bleiben,
als Zeit für das Staunen und Zeit zum Vertrauen,
anstatt nach der Zeit auf die Uhr zu schauen.

Ich wünsche Dir Zeit nach den Sternen zu greifen
und Zeit, um zu wachsen, d.h. um zu reifen.
Ich wünsche Dir Zeit, neu zu hoffen, zu lieben.
Es hat keinen Sinn diese Zeit zu verschieben.

Ich wünsche Dir Zeit, zu Dir selber zu finden;
Jeden Tag, jede Stunde als Glück zu empfinden.
Ich wünsche Dir Zeit, auch um Schuld zu vergeben.
Ich wünsche Dir Zeit zum Leben.

(nach Elli Michler)

XAMAM ALBA MARIA

Der Anfang

Ich bereite mich vor auf meine große Reise nach Brasilien, zur schamanischen Schule von XamAM in Terra Mirim.

Es ist alles gepackt und ich habe viele gute Wünsche im Gepäck. Ich bin aufgeregt. Ankommen in Brasilien: Wärme, anderes Klima, wunderbar! Ein angenehmer Flug. Unsere Tage starten früh, mit einem wunderbaren Konzert der Tiere. Es gibt interessante Farben, interessante Tiere und viel Wärme. Ich bin aufgeregt und ich bin sehr müde, die Zeitverschiebung, das andere Klima, die Reiseanstrengung und die Aufregung vor dem Beginn der Module morgen.

Wie werden wohl die Module sein?

Was werden wir erfahren?

Was wird mit mir geschehen?

Ich bin offen für Veränderungen, freue mich und ruhe mich aus.

Terra Mirim stellt sich vor, die Aufgaben, die Unterstützung die sie anderen geben, weltweite Aktivitäten. Das, was wir hier lernen, tragen wir hinaus in die Welt, unser Wirken inspiriert andere. Wir bringen unser Engagement, das Heilen mit und durch uns, Liebe und Wertschätzung in die Welt. Der Kreis weitet sich aus und mehr und mehr Menschen werden erreicht. In den Modulen tauschen wir uns aus über die Ethik, Werte, Vorstellung und die Sichtweise der Dinge. Mit Respekt, Achtung, Wertschätzung und Dankbarkeit begegnen wir einander.

In den ersten Stunden erfahren wir viel über Anatomie und Physiologie. Alles, was zusammen gehört: die medizinische Sichtweise und der schamanische Blickwinkel. Die Veränderungen in einem System verändern etwas im gesamten Körper. Alles in unserem Körper ist perfekt organisiert, so kommen wir auf die Welt.

Unsere Emotionen bringen dieses System durcheinander, diese Organisation durcheinander. Dadurch verlieren wir unsere Vitalität. Das Ziel hier in Terra Mirim ist das Revitalisieren unseres Systems! Es fängt beim Essen an: iss langsam und sehr bewusst, wie in einer Meditation. Der Körper benötigt 20 Minuten, bevor die Information des Essens ankommt, dass er gesättigt ist. Iss also langsam!

Unser Körper ist sehr intelligent und kann uns heilen. In der Stille erschaffen wir neue Neuronen, im Hippocampus können neue Neuronen gebildet werden. Je mehr ich in Stille bin, umso schneller können diese entstehen. Alles arbeitet zusammen.

Die Erklärung des Meridiansystems verdeutlicht noch einmal die Verbindung von Allem in unserem Körper. Die Meridiane haben Zuordnungen zu den Organen, zu Elementen und zu Emotionen. Betrachtet man all diese Zusammenhänge kann man den Körper besser verstehen und ihn anschließend gut heilen.

In einer Dynamik

In der Dynamik eines anderen Teilnehmers werde ich unbewusst und unfreiwillig eingebunden. Ich reagiere auf den Prozess des anderen und erfahre starken Schmerz. Ich bekomme verbale Unterstützung und lerne, mich herauszunehmen, wieder ins fließen zu kommen. Nichts von dem anderen bleibt an mir haften.

Ich lerne durch diese Erfahrung sehr intensiv, ich sorge gut für mich, bin ein Kanal durch den alles fließt, aber an dem nichts haften bleibt. Dann bin ich geschützt. Ich schütze mich aktiv. Ich kann nur empfangen, wenn ich demütig bin. Nicht nur der andere braucht etwas, ich selbst auch!

„Du musst für dich selbst sorgen, nimm in Demut an was die Natur uns gibt und auch dein eigenes Licht nimm an. Sieh dich selbst in deinem eigenen Licht."

Eine weitere intensive Erfahrung ist der Partner-Tanz mit der Kerze.

Ein Seelentanz!

Wir tanzen und halten gemeinsam unsere eine Kerze in den Händen. Ich bin überwältigt von diesem Moment! Die Tränen laufen und laufen. Sofort ist die Antwort auf die Frage gegeben, die Frage war: „was ist dein Lebensauftrag?" Die spontane Antwort in diesem Tanz: „Fang an dich zu lieben!!! Akzeptiere! Liebe dich!" Die Antwort der Schamanen in diesem Moment ist das, was du in diesem Augenblick hörst und fühlst.

Es ist von großer Bedeutung!

Ich weine vor Berührung.

Das Körpermandala

Male in den gezeichneten Körper auf deinem Blatt Stellen ein, an denen es Symptome gibt. Aktuelle oder auch alte Symptome von dir. Dann verbinde diese Stellen mit Linien. Sei aufmerksam, sei gegenwärtig und spüre gut hinein! Mit diesem Mandala arbeiten wir noch mehrere Tage. Die nächste Aufgabe ist es, dieses Mandala zu beschreiben und der Gesprächspartner erzählt, welches Bild er in deinem Mandala sieht, welches Bild wahrgenommen wird aus den Linien.

Es folgt eine Meditation über dieses Mandala.

Hier kommt tiefe Traurigkeit hoch, über so viel Leid, über all das was mein Körper erduldet, erlitten und erlebt hat. So viel, so intensiv die Traurigkeit! Tränen fließen. Dann stellt sich Dankbarkeit und Glück ein, für die Kraft die ich entwickeln konnte, für den Weg den ich gehen darf. Es gibt ein starkes Feedback für mich: „so viel Kraft in dir, so viel Überlebenswille, so viel Mut! Lebe deine Gefühle! Lass deine Worte heraus, lass deine Wut heraus, sonst richtet sie sich gegen dich! Sei ehrlich mit dir!“

Tränen fließen. Mir wird bewusst, durch wie viel Schmerz ich gegangen bin und was ich ausgehalten habe, wie viel Kraft ich daraus bekommen habe!

Ein weiterer Auftrag an mich:

„Du bist hier für dich!

Du bist hier, um gut für dich zu sorgen!

Du bist hier, um dich um das Wohl deines Körpers zu kümmern.

Du bist für dich verantwortlich.

Mach nur das, was du kannst und so, dass dein Körper sich damit wohl fühlt!

Du bist hier, weil du Veränderung wünschst, also übernimm die Verantwortung, sei ehrlich zu dir und nimm das kleine Kind in dir an!“

Eine intensive Dynamik

Es gibt eine intensive Dynamik, in der ich in der Mitte der Gruppe bin. Es werden Eltern und Großeltern und eine große Gemeinschaft um mich herum aufgestellt. Das Thema geht durch die Ahnenreihe, es ist ein großes Thema. Es geht um Trennung, um Verlassen werden. Es geht um Liebe und Traurigkeit und um das Verbot Gefühle zuzulassen. Die gesamte Gemeinschaft unterstützt diese Dynamik mit Trommeln und Rasseln.

Es ist ein intensiver, sehr intensiver Prozess!

In dieser intensiven Dynamik kann ich zurückgeben, was die Ahnen bei mir gelassen haben, was nicht zu mir gehört. Ich kann mich bedanken für die Erfahrungen, die ich gemacht habe und ich kann um Vergebung bitten für das, was ich getan habe. Es ist eine sehr heilsame und intensive Erfahrung! Am Ende dieser Dynamik sagt XamAM: „Es war in deiner Matrix einmodelliert. Jetzt ist es weg! Jetzt musst du deine Matrix neu formen und füllen. Das dauert lange! Überzeuge deinen Körper davon, dass er diesen Schmerz nicht mehr braucht, dass du jetzt mit den Ahnen abgeschlossen hast, dass die alten Themen abgelegt werden! Modelliere deine Matrix neu! Laufe langsam! Du bist jetzt wie ein kleines Kind, das Laufen lernt. Sei achtsam und fühle, sei wachsam und sehr gut zu dir! Hab keine Zweifel, denn das nimmt Kraft weg! Bleibe im Vertrauen, hab Klarheit! Die Intelligenz deines Körpers kann heilen! Sei präsent, sei hier! Ein Heiler ist dann in seiner vollen Kraft! Jetzt ist das was zählt! Absichtslos, ohne Wunsch, so ist es. Sei gegenwärtig. Lass dich führen. Fühle, öffne dich, sei ganz da, lass die Energie fließen. So wirst und kannst du heilen!“

Eine weitere Rückmeldung an mich: „dein Körper ist in eine andere Frequenz übergegangen nach der Aufstellung. Hab Vertrauen, du bist nicht allein!“

Zu meinem Körpermandala sagt XamAM: „Das engt dich ein. Es ist etwas ganz Altes, was jetzt beendet werden muss. Es ist schon lange genug in der Ahnenreihe. Löse du es auf, damit du es nicht auf deine Kinder überträgst. Erinnere dich an gestern: du hast von dem Gipsbett gesprochen, unbeweglich, fixiert. Es ist eine Wiederholung des Alten! Du kannst es jetzt beenden! Nimm wahr, jede kleine Veränderung, egal wie klein, nimm sie wahr und sprich mit deinem Körper!: ‚schau mal dieser Finger, wie er sich bewegen kann, fühl mal, so schön, so leicht,‘ sprich mit deinem Körper und akzeptiere deinen Körper so wie er ist!“

Das Mandala, aus Schlamm aufgetragen auf meinen Körper, trocknet langsam ab, bröckelt. Dicke Brocken fallen ab. Es bricht auf! Es löst sich auf, das Bild des Einengens löst sich auf, alte Muster lösen sich auf, neue dürfen sich entwickeln! Der Körper ist intelligent und kann heilen! „Lass neue Muster entstehen, kreiere, male deine inneren Bilder! Stell sie dir vor, sei kreativ und hab Vertrauen! Verwandele den Humus in eine Lotusblüte und nutze dies, nutze die Chance zur Heilung!“

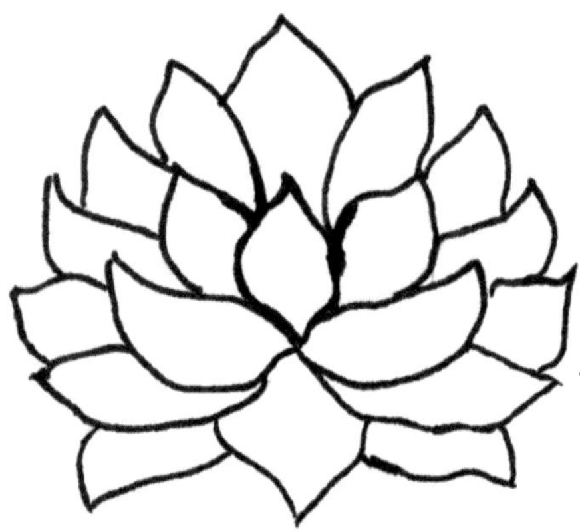

Meditationen im ersten Modul

In einer Meditation: Aus der Schale der Liebe, auf Herzhöhe, fließt die Liebe in die Schale voller Leid und Blut, in meinem Bauchzentrum. Das Blut fließt heraus und die

Schale füllt sich neu auf mit Liebe. Das Bauchzentrum ist auch mein Kraftzentrum. Wir haben nicht die Liebe, wir sind die Liebe! Diese Liebe ist wohlwollend und absichtslos.

Verbinde dich mit allem, deine Gedanken und Wünsche werden gehört.

Eine Meditation im Mondtempel gibt mir die Antwort auf den Auftrag, ein Amulett zu erstellen. „Du findest deine Elemente für dein Amulett am Wassertempel", ich gehe zum Wassertempel. Stille. Ich komme zur Ruhe. Ich bin im Gespräch mit meinem Körper, neue Schmerzen sind aufgetreten. Loslassen! Beweglichkeit, Genießen der neuen Beweglichkeit. Der Schmerz darf jetzt gehen und mit dem Wasser fließen, ich lerne die neue Beweglichkeit mit Freude kennen. Tränen fließen mit dem Wasser, so schön befreiend. Das Bild für mein Amulett zeigt sich und ich sammle und finde. Danke Pachamama!

Das Amulett ist ein Erinnerungsamulett, kraftvoll. Es aktiviert meine Erinnerung und unterstützt die Heilung. „Die Erinnerung daran, dass du eingetaucht bist."

Ein Auftrag:

„Lasst uns eine neue Sprache lernen, frei von Bewertung
und Verurteilung. Trage diese neue Sprache in die Welt hinein
und vervielfältige sie. Lebe deine Talente, verstecke sie nicht,
verstecke dich nicht! Das, was du siehst, fühlst,
und wahrnimmst, ist normal. Vertraue darauf!
Lebe deine Visionen, Träume und Talente!"

(XamAM)

Wir arbeiten mit Ton und kreieren eine Schale für unser Amulett. Alle vier Elemente sind darin enthalten: Erde -

daraus wird die Schale. Gebrannt im Feuer. Das Wasser ist in dieser Erde und steigt im Feuer auf als die Luft, Sonne und Licht.

In meinem Traum in der Nacht ist mir Kraft, Klarheit und Ruhe als Antwort gegeben worden. Dies sind meine Qualitäten! Auf die Frage im großen Kreis mit allen Teilnehmern, was ist ein Talent von dir, das du in die Welt tragen möchtest, kommt spontan die Antwort: mein Talent ist fühlendes Hören! Es bedeutet mit dem Herzen zuhören, nicht mit dem Verstand. Die Bedeutungen zwischen den Worten zu verstehen, den urteilenden Verstand außen vor lassen und mit dem Herzen hören. Und darüber auch eine neue Sprache zu entwickeln, eine Sprache frei von Verurteilungen und Bewertungen. Eine Sprache des Respektes und der Achtung vor jedem Wesen. Eine Sprache mit Demut und hohem Bewusstsein. Eine Sprache voller Liebe, ein Zuhören voller Liebe und mit voller Aufmerksamkeit.

Eine weitere Frage in dieser Runde: Welche drei Qualitäten hast du? Kraft, Geduld und Ruhe sind die spontanen Antworten. Ich erinnere mich, dass in der Nacht auch die Antwort Klarheit gegeben wurde.

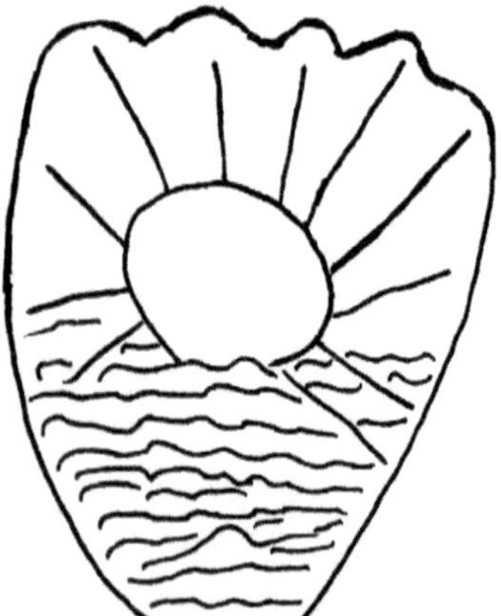

Mein Brief an Mutter Erde

Große Mutter, Mutter Erde, Pachamama!

Ich grüße dich und ich danke dir aus tiefstem Herzen!

Du trägst mich, du nährst mich, du gibst mir Kraft.
Auf dir finde ich Halt, in dir bin ich tief verwurzelt.

Ich bin so glücklich, dass ich hier sein darf!
Es ist ein großes Geschenk für mich!
1000 Dank für all dies!

Ich möchte dir von meinen Fähigkeiten erzählen.
Es gibt so viele in mir.
Das Talent des fühlenden Hörens habe ich schon
gestern geteilt, ebenso meine Qualitäten Kraft,
Geduld und Ruhe, ebenso die Klarheit.
Ihre Samen habe ich eingepflanzt in deine Erde, Pachamama.

Nun möchte ich dir drei weitere Fähigkeiten von mir nennen:
ich habe viel Mut. Es gibt tiefes Vertrauen.
Ich kann mich verbinden mit den Richtungen,
den Elementen, den Krafttieren, den Welten,
allen Wesen und mit der Energie.
Aus dieser Verbindung kann ich weiterleiten.

Mein Mut hilft mir, neue Wege zu gehen,
Unbekanntes kennen zu lernen
und durch Ängste hindurch zu gehen.

Mein Vertrauen hilft mir,
auch die schwierigsten Situationen auszuhalten,
denn ich weiß, dass ich beschützt, gehalten und geliebt werde
und alles sich fügen wird, ich aus allem lernen werde.

Ich kann mich verbinden, diese Energie fließen lassen
und so um Hilfe bitten, die Hilfe, die gerade erforderlich ist.
Und in meinem Vertrauen weiß ich,
dass ich Antwort bekommen werde.

Geliebte Pachamama,
ich schreibe dir diesen Brief mit der Bitte:
Stärke meine Fähigkeiten! Lass sie wachsen und nähre sie!
So kann ich sie teilen und in die Welt tragen,
so kann ich andere Menschen an meinen Fähigkeiten
teilhaben lassen. Und ich kann meine Fähigkeiten nutzen,
anderen Menschen zur Seite zu stehen
und sie auf ihrem Weg zu begleiten.
Meine Fähigkeiten nutze ich auch für mich selbst,
um auf meinem Weg weiterzugehen.

Hey großer Geist

Hey große Mutter

Hey Schamane

Die Medizin des Zuhörens

Passend zu meinem Talent fühlendes Hören.

Die Medizin des Zuhörens ist eine der größten Medizinen. Du bist ein Kanal, du hältst die Emotionen der anderen nicht fest. Lass sie hindurch fließen und bleibe in deiner Mitte, frei von Konzepten, Gedanken, Urteilen. Es fließt alles durch dich hindurch und du kannst dann ein Feedback geben.

Das Universum vergibt Aufträge und wenn du fragst, dass es noch tiefer gehen soll, dann wirst du es bekommen. Dann musst du aber auch die Verantwortung übernehmen und damit arbeiten! Es hängt also von dir ab, ob du auf deinem Weg weiterkommst oder ob du auf der Stelle bleibst.

Das Wichtigste in allem ist die Klarheit und die wahre Liebe! Sei eine Quelle der Liebe! Bring Liebe in die Welt!

Und die Atmung ist dazu der Schlüssel.

Sei eine Heilerin, eine Schamanin. Die Menschen suchen genau das. Das ist ein neuer Weg! Die Menschen brauchen das. Nimm die Energie und mach, bereite dich vor, nimm dir Zeit. Trau dich zu sagen, was du tust! Schäme dich nicht! Es ist deine eigene Transformation.

Lebe was du bist, lebe was du tust, zeige was du tust. Hab Vertrauen! Die Menschen werden dir mit komischen Sprüchen begegnen, dann bleib in deiner Mitte und mach dir deinen eigenen Weg!

Du hast Kraft anzufangen! Sei ehrlich zu dir. Nimm keine Alibis und handle. Es kommt auf deine gelebte Erfahrung und auf deine Gefühle an, nicht was du im Kopf gelernt hast! Das ist der Unterschied von dieser Schule zu anderen Schulen – fühle und bringe es in die Welt!

Die Knotenlöserin

XamAM lädt ein zu einem Ritual. Es ist die Verehrung der Gottesmutter und Knotenlöserin. Die Frage an uns lautet: welch wirklich feste Knoten gibt es in deinem Leben?

Eine spontane Antwort in mir: du kommst aus deinem Symptom/Behinderung nicht heraus.

Auftrag: mache drei Knoten zu deiner Antwort. Im Gebet und in Verbindung zur Muttergottes mache drei Knoten. Der erste: du kommst aus deinem Symptom nicht heraus. Knoten zwei: das Leben ist ein Kampf. Knoten drei: die Schmerzen bremsen mich aus. Der erste Knoten ist sehr schnell aufgelöst, beim zweiten Knoten kommt die Antwort: das Leben ist ein Fest, feiere es! Auch der dritte Knoten löst sich schnell auf, mit der Antwort: die Schmerzen lösen sich auf! Ein sehr berührender Vorgang.

XamAM sagt: „der Diamant in dir strahlt und leuchtet!" Danke für diese Erfahrung!

Eine Vision in einer Ayahuasca Zeremonie

In einer intensiven Zeremonie komme ich in sehr tiefe Entspannung. Ich atme und öffne mich bewusst. Ich gebe mich hin für diese Erfahrung. Interessante Farben, andine indigene Bilder, intensive Wahrnehmung, fühlen, hören, sehen. Alles wird sehr viel intensiver und feiner. Die Blätter der Bäume formen ein Herz, die Geräusche des Waldes sind stark. Der Geruch der Natur ist wunderbar.

Ich dehne mich aus. Meine Konturen lösen sich auf. Ich verschmelze, werde eins mit Pachamama. Ich sinke in sie hinein und dann - ich werde neugeboren aus dem Schoß von Mutter Erde! Im Ahnentempel, zwischen den kräftigen Wurzeln der Bäume, liege ich als Baby! Das Baby schaut mich an, mit wachen Augen, umhüllt von den Wurzeln der

Bäume. Wie in einem Nest, geschützt, getragen von Mutter Erde.

Die Wurzeln werden zu Menschenwesen, bewegen sich. Eine große Familie, tiefes Vertrauen, tiefes altes Wissen, kraftvoll und heilsam. Tiefe Ruhe!

Eine Frage taucht auf: *Was ist das Leben das du dir wünschst? Leichtigkeit und Vertrauen, Akzeptanz.*

Deine Lebensaufgabe: *liebe dich!*

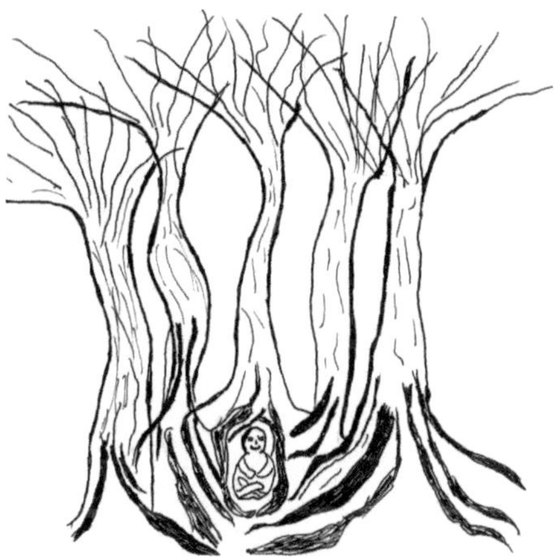

Der Abend nach dieser Vision ist sehr anstrengend. In meinem Körper entstehen starke Schmerzen, das Laufen fällt mir immer schwerer, die Nacht ist unterbrochen von massiven Rückenschmerzen, die Bandscheiben drücken so stark, ich bin kaum in der Lage den kurzen Weg bis zur Toilette zu schaffen. Im Bett wieder angekommen beginnt ein Gedankenkarussell: ich kann es nicht aushalten, ich muss an dieser Stelle die Reise abbrechen, ich muss nach Hause, es geht nicht mehr, großer Schmerz, große Verzweiflung! Und dann kann ich mich stoppen! Das Gedankenkreisen beenden! Ich enttarnte das alte Muster und mein Bedürfnis nach Flucht. Ich beginne bewusst zu atmen, bewusst ein – aus – ein – aus. Tief. Ich erinnere mich an meine Fähigkeiten, an meine Möglichkeiten mir selbst Gutes zu tun, an all das was wir im ersten Modul in Brasilien gelernt haben! Ich verbinde mich mit den Welten, den Richtungen, Tieren, Helfern und Lichtwesen. Ich bitte um Unterstützung, um Hilfe. Ich wechsle die Position, lege mich auf den Bauch und atme. Die Schlange kommt, spiralförmig, sie beißt heraus, löst heraus. Ich atme, ich durchflute mich mit Licht und lasse Energien des Heilens fließen. Ich atme, Licht – Liebe – Loslassen – Heilung. Ich atme, ich ändere wieder die Position und vertiefe erneut die Atmung. Schlafe ein, werde wach, arbeite weiter mit mir. Ich erinnere mich an die Zeremonie, lasse Fließen, lasse alles los. Ich schlafe ein, werde wach. Und der Schmerz hat sich aufgelöst! So ein großes Glücksgefühl! Große Dankbarkeit! Ich bin überwältigt - was ist hier möglich! Ich bedanke mich bei allen Helfern und lächle vor Glück! In mir ist Liebe, Vertrauen, Kraft, Mut.

„Bleibe im Vertrauen, gib dich hin, sei offen für das was kommen wird. Akzeptiere das was ist und vertraue darauf, dass die Intelligenz in deinem Körper dich heilen kann und wird! Geduld und Vertrauen sind erforderlich, ebenso die aktive Bereitschaft zur Veränderung. Also sei bereit, lass dich ein, gehe diesen Weg! Das Loslassen alter bequemer Muster und Strukturen, erkenne sie, enttarne sie und löse sie auf!“

Aho!

So sei es!

Eine Rückmeldung von XamAM an mich

Du hast enorm viel Kraft, so viel Kraft! Deine Symptome sind schon sehr weit fortgeschritten. Erinnere dich, du bist hier, weil du gut für deinen Körper und für dich sorgen willst, um dich um dich selbst zu kümmern. Das tun wir jetzt. Du brauchst Sonne, dein Körper braucht ganz viel Sonne und Wärme. Du bekommst schamanische Massagen, am besten zweimal pro Woche, mit Humusheilerde oder Öl. Wir werden eine gute Position finden müssen, damit es dir damit wirklich gut geht. Ayahuasca war sehr freundlich zu dir und hat dir diese Neugeburt geschenkt, so ein großes Geschenk! Es wird eine individuelle Zeremonie für dich geben und Alba wird mit dir oder noch jemandem arbeiten, damit das Erfahrene noch tiefer eingehen kann. Wir werden mit den Zellen arbeiten, die bei deiner Geburt zerstört wurden und herausfinden, wo sie geblieben sind. Neue Verknüpfungen, neue Synapsen werden geschaltet. Was allerdings an knöchernen Strukturen kaputt ist, können wir nicht rückgängig machen, aber wir verhindern, dass es weiter fortschreitet. Wenn du Hilfe brauchst, dann sag Bescheid. Wir können dir helfen. Du brauchst jetzt Individuelles und du sollst den Kopf ausschalten, nicht immer denken, „oh je ich frage schon wieder“ oder „es ist zu viel für die anderen, wenn ich immer um Hilfe bitte“. Frag einfach, es ist für alle selbstverständlich!

Eine Reise - ein Telefonat - eine Meditation

Es gibt einen Impuls zur Flucht. Hier und jetzt beenden und wegfahren.

Schau genau hin, wovor hast du Angst?

Wovor möchtest du flüchten?

Ist es die Angst in den tiefen Spiegel zu schauen? Ist es die Angst alte Muster zu verlassen oder ist es Angst vor Neuem und Unbekannten?

Alle Erfahrungen, die du hier sammelst und alles Erleben ganz tief in dir - das ist ein großes Geschenk!

In Brasilien sein zu können, das feiere!
Deinen Mut feiere!
Deine Schritte und deinen Weg feiere!

All das, was du erlebst feiere und nimm dieses Erleben tief in dir auf! Verankere es. Tauche weiter ein!

In der Meditation: Alte Glaubenssätze, die mich auf meinem Weg der Heilung ausbremsen, werden erkannt. Ich enttarne sie. Ich gebe zurück, was den Ahnen gehört und nicht mein Thema ist. Ich gebe zurück, was aus der Geschichte meines Vaters kommt und nicht zu mir gehört. Ich gebe zurück, was von meiner Mutter kommt und nicht zu mir gehört. Ich atme, sammle ein, was nicht zu mir gehört. Die Schlange unterstützt mich. Ich lege alles zusammen in ein Paket, trenne die Verbindungslinien zu den Ahnen und schicke dieses Paket nach oben ab, ans Universum, mit der Bitte es zu transformieren.

Um mich herum erscheint ein Kreis. Ich vertiefe diesen Kreis und trenne damit die Leinen und Fesseln und Anhaftungen an die Ahnen ab. Ich hülle mich ein in Licht und Liebe, wie ein Netz oder eine Schutzhülle umgibt es mich. Ich schicke alles nach oben, wie in einem Tipi wird es durch die Öffnung wie durch einen Sog weggezogen und geht ab ans Universum. Dort wird es sich auflösen. Was bleibt bin ICH, ohne Anhaftungen, ohne Glaubenssätze, umhüllt von einer schützenden Schicht, die durchlässig ist für Luft Liebe und alles was mir gut tun wird.

Ich gehe meinen Weg und nehme nichts mit, was nicht zu mir gehört. Ich nehme alles mit, was dem Auftrag meiner Seele hier auf Erden entspricht. Und ich befreie somit meine Kinder, dass auch sie nichts aus der Ahnenreihe weitertragen!

So sei es!

Aho!

Ein Mandala aus Blättern

Ein Mandala wird gelegt aus zusammengefegten Blättern. Das Thema ist Destruktion – Konstruktion: was willst du wirklich abbauen? Die Antwort die kommt: Ich werde ausgebremst, ich lasse mich von meinem Weg abhalten. Das Mandala entsteht: es ist eine Herzform. Auf der einen Seite eine Darstellung vom kleinen Ich, ausgeliefert, hilfsbedürftig. Auf der anderen Seite die Erkenntnis, es gibt Menschen in meinem Umfeld, die mich daran hindern, meinen Weg zu gehen. Für sie ist es unbequem, wenn ich mich ändere. Sie wollen, dass alles so bleibt. Sie bestätigen und unterstützen alte Glaubenssätze.

In der Meditation über dieses Mandala bitte ich um Hilfe. Ich bekomme eine Antwort: ich bin erwachsen, heute, hier und jetzt. Ich bin nicht mehr ausgeliefert und wenn ich, die Erwachsene, nach Hause komme, bin ich heiler, bin ich Heilerin und voller Kraft.

In der folgenden Schwitzhütte, in der Cabana, wird genau diese Aussage bestätigt. Die Reinigung durch die Hütte ist sehr intensiv. Ich kann mich einlassen, meine Gefühle wahrnehmen, ich lasse mich nicht verunsichern, ich spreche wohlwollend mit mir und meinem Körper. So gut zu erfahren, was mir möglich ist! Nach der Schwitzhütte und der Kräuterdusche gibt es ein Feedback an mich, dass ich all das mitmache, dass ich über Grenzen gehe und teilnehme, so bin ich ein Beispiel/ein Vorbild für alle anderen. So viel Mut und Kraft, die ich ausstrahle. Das ist, was sie an und mit mir wahrnehmen. Diese Rückmeldung berührt mich sehr.

Eine Rückmeldung von mir an XamAM: Alles baut aufeinander auf, wie einzelne Puzzleteile im großen Bild. Ich bin tief berührt, fasse zusammen was war und komme zum Mandala aus Blättern und den Antworten, die ich erhalten habe. Mein Umfeld lässt nicht zu, dass ich mich ändere, aus meinem Symptom herausgehe. Für sie wird es unbequemer, wenn ich mich ändere. Ihre Sätze und Handlungen unterstützen und nähren meine alten Glaubenssätze, grenzen mich ein, bremsen mich aus. So stark ist diese Information. Ich blicke direkt und ganz tief in diese Aussage hinein, das ist eine so tiefe Erkenntnis.

XamAM antwortet: „dein Umfeld glaubt nicht an deine Heiler-Fähigkeiten, an deine Möglichkeiten aus dem Symptom/aus deinem Muster auszusteigen. Damit darfst du während der Visionssuche arbeiten und es transformieren."

Es kommt viel Traurigkeit auf, sie will gesehen werden.

Das Gespräch ist heilsam, nährend und aufweckend. Und zugleich ist es ein Tor, das es mir jetzt erlaubt, die Traurigkeit herauszulassen und fließen zu lassen.

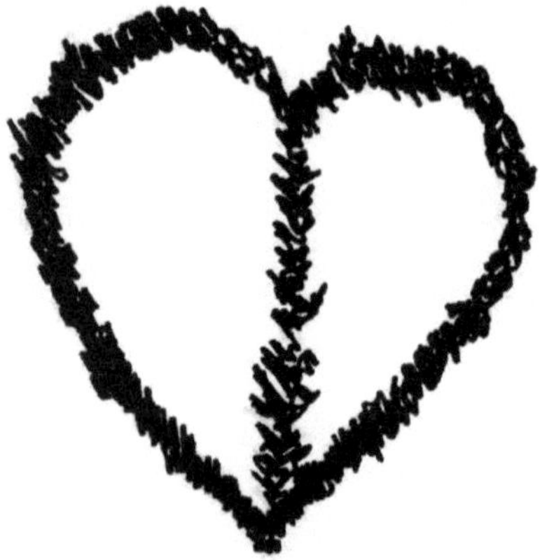

Meine Visionssuche

Die Gruppe ist an ihren Plätzen ihrer Visionssuche angekommen. Ich bleibe in Terra Mirim. Ich habe meine Aufgabe und meine Visionssuche findet hier am Platz statt.

„Du wirst Kontakt mit deiner inneren Vision haben, sehr deutlich. Du wirst dich mehr und mehr sehen, mit allem was zu dir gehört: Liebe, Licht, Schatten, Traurigkeit, Schmerz, Mitgefühl. Bitte die Elemente und Energien um Hilfe. Die Natur ist ein großer Lehrer, die Natur sagt uns alles! Bleib ruhig, relax, sprich mit der Natur. Bitte die Elemente, dass sie dich beschützen. Nimm drei klare Absichten, mit denen du arbeiten kannst, in die Visionssuche. Die erste Absicht am ersten Tag und in der Nacht, die zweite Absicht am zweiten Tag und in der Nacht, die dritte Absicht am dritten Tag und in der Nacht."

Meine drei Absichten

Die erste Absicht: mein Umfeld glaubt nicht an meine Heilerfähigkeiten, an meine Möglichkeit aus dem Symptom heraus zu gehen, es zu transformieren.

Die zweite Absicht: ich regeneriere die bei meiner Geburt verletzten Zellen, ich entspanne meinen Körper.

Die dritte Absicht: Leichtigkeit im Sein.

„Die Werkzeuge, die du hast, nimm mit auf deine Visionssuche. Du kannst singen, trommeln, visualisieren, atmen, transformieren, loslassen, während der Visionssuche. Sorge gut für dich, arbeite nur, wenn es geht. Schlafe, wenn du es brauchst, meditiere, achte auf deine Intention. Sei ehrlich mit deinen Gefühlen. Schreibe, singe, bete."

Ich bereite mich vor, meditiere und bete, danke und bitte alle Licht- und Helferwesen um Unterstützung. Ich öffne mich, mein Herz, meine Seele. Ich bereite mich auf meine individuelle Ayahuasca-Zeremonie vor.

Mein Ritual mit der Herrin des Waldes. XamAM beginnt mit dem Gebet an unsere große Mutter, ein jeder in seiner Sprache. Ich verbinde mich, ich öffne mich, ich bin ruhig und dankbar. Ich nehme die Medizin in Empfang, mit Higabe und Dankbarkeit für dieses Geschenk. XamAM segnet mich. Mindus, ein Bewohner aus Terra Mirim, bleibt während dieses Rituals in meiner Nähe, um mir zu helfen, wenn ich Hilfe benötige. Ich singe, rassele, bete, werde ruhig. Die Pflanze arbeitet in mir. Wie ein Scanner durchzieht sie meinen Körper. Alle Sinne werden intensiver. Riechen, hören, sehen, fühlen. Ich dehne mich aus, verschmelze mit der Erde. So viel Entspannung in meinem Körper! Tiefer und tiefer, weicher und weiter. Ich atme im Rhythmus, wie XamAM es uns gelehrt hat. Übelkeit kommt auf, ich atme. Der Bauch arbeitet und grummelt, ich atme.

Dunkelheit, enge Krallen, Bedrohung, gefangen, keine Bewegungsmöglichkeit. Menschen um mich herum, weich und mit wenig Konturen, grenzen mich ein, geben einen engen Rahmen und zugleich Schutz. Oder ist es eine Täuschung und sie halten mich gefangen? Ich atme. Fünf Zählzeiten ein durch die Nase, sechs Zählzeiten aus durch den Mund. Ich atme, tief und bewusst. Ich atme und meine Atmung wird weiter. Mein Brustkorb dehnt sich aus, enorm aus. Ich atme, fühle, dass Energie zu fließen beginnt, ich verbinde mich mit dem Netz der Heiler, ich atme. Und meine Begrenzungen werden offen, weit, mit jedem tiefen Atemzug und mit der gefühlten Bewegung meiner Arme schiebe ich die Grenzen und die Dunkelheit mehr und mehr nach außen. Ich hole mir Freiraum, Bewegungsfreiheit. Freiheit! Licht und Energie beginnt zu fließen. Helligkeit.

Ich löse auf, was mich begrenzt: alte Glaubenssätze, Menschen um mich, herum die mich einengen. Ich erschaffe meinen Raum!

Ich löse auf, was mich unbeweglich macht: die bei meiner Geburt zerstörten Zellen dürfen regenerieren. Hierzu gibt es die Erlaubnis!

Tiefer, schwerer, entspannter wird mein Körper – ich beginne zu tanzen im Rhythmus des Lebens! Weich, sanft, weiblich, schön.

Mir wird bewusst, dass sich gerade alle drei Absichten zugleich erfüllen!

Tief empfundenes Glück! Ich bin in Frieden, Lächeln im Gesicht. Meine Atmung überwindet die Übelkeit und das Grummeln im Bauch. Immer wieder. Welch tiefe, weite Atmung. Ich schiebe alles, was mich begrenzt, weiter und weiter nach außen. Mit jedem tiefen Atemzug. Die geschlossene Begrenzung bekommt Lücken, weitet sich so sehr, bis sie sich auflöst! Frei! Befreit! Bewegungsfreiheit! Freiheit!

Ich gehe meinen Weg, heiler und voller Kraft!

In mir fließt es, wie in einem Wasserfall. Es fließt und mit jeder Ausatmung löst sich die Begrenzung heraus. Ich durchtrenne, was noch anhaftet und lass es mit der Ausatmung fließen. Ich befreie mich von alten Glaubenssätzen und Einengungen, die von außen gemacht werden.

XamAM kommt hinzu, wir beten gemeinsam. Sie beginnt mit mir zu arbeiten. Ich verbinde mich mit der Heilerin in mir, tauche ein in meinen physischen Körper, sehe mich von innen, jede Zelle, jede Faser meines Körpers. Die rechte Seite ist dunkler, es ist mehr Dichte, mehr Enge, weniger durchlässig. Im Kopf gibt es dunkle Stellen, auch im Rücken. Ich tauche ein in meinen emotionalen Körper. „Dein Körper ist dein Freund!“ ich beginne mich zu umarmen in meiner Visualisierung, mich zu berühren, sanft, voller Liebe und Zärtlichkeit. Mein emotionaler Körper saugt es auf wie ein Schwamm. Noch mehr und mehr. Diese Umarmung und das Berühren meiner selbst sind so nährend, so auffüllend, so gut! So viel Liebe und Wohlwollen!

Ich verbinde mich mit dem Netz aller Heiler, mit der Heilerin in mir und beginne mich selbst zu heilen! Licht durchflutet die dunklen Stellen, Energie fließt und bringt Weite und Entspannung. Ein Lächeln im Gesicht, tiefe Entspannung. Weisheit, Liebe, Kraft, Vertrauen. Vertrauen in meine Möglichkeiten als Heilerin. Ich spüre Enge, Dunkelheit und Schmerzpunkte in meinem Körper auf und durchflute sie mit Energie, mit heilender Energie des Universums, mit Licht.

Sie lösen sich auf!

So ein großartiges Geschenk!

Am zweiten Tag meiner Visionssuche bin ich in Stille, meditiere im Haus des Mondes, reflektiere die Erfahrung aus dem Ritual mit der Medizin. Ich bewege meine Absichten und meine Intention. Phönix aus der Asche erscheint! Ich bin neugeboren, der Phoenix ist neugeboren. Ich spreche mit meinem Körper, mit einzelnen Bereichen, mit dem Körperwesen. Ich bekomme Bilder und Antworten!

An diesem Tag gehe ich zu den drei näheren Tempeln. Ich schreibe, meditiere, weine. Traurigkeit, die fließen möchte, die gesehen werden will, um sich dann zu lösen und zu fließen. Diese Stille tut mir gut. Großvater Luft säuselt mir Leichtigkeit und Vertrauen!

Bei den Ahnen bin ich geborgen, gehalten, sicher. Vertrauen ist in mir.

Tränen fließen. Am Wassertempel ist intensive Ruhe. Ich sitze und schreibe, mein Körper schmerzt. Sätze tauchen auf, wie: „siehst du wie es dir geht? Das hast du nun davon! Du hast es doch gewusst!" Ich kann diese Sätze weiter fließen lassen hier am Wassertempel. Sie fließen und lösen sich auf. Ich halte sie nicht fest, sie halten mich nicht weiter fest. Es löst sich!

Ich arbeite mit meinem Körper, sanft und achtsam.

23. November

Der dritte Tag der Visionssuche, mein Geburtstag. Ich freue mich auf diesen Tag und bin gespannt, was er mir schenken wird. Im vergangenen Jahr Banjo di Flores, eine besondere Zeremonie mit Jaime, in diesem Jahr Brasilien. Die Nacht ist voller Träume, durcheinander, irritierend und auch voller schöner Kontakte, Liebe und Dankbarkeit. Ich wache auf und bin im Gespräch mit meinem Körper. Wie in der Ritualnacht mit der Medizin verbinde ich mich mit dem emotionalen und dem physischen Körper. Es fühlt sich an, als steht XamAM neben mir und schaut in meine Augen, klar und direkt. Ich bin in tiefer Ruhe, so wohltuend. Ich durchfahre jede Zelle meines Körpers, bringe Energie und Licht der Heilung. Ich bete, räuchere, und während des Gebets sehe ich meine eigene Geburt, leicht, einfach, unkompliziert, ein so gutes Gefühl. Ganz bewusst durchtrenne ich nun selbst die Nabelschnur, die mich mit meiner Mutter verbindet. Ich durchtrenne die Bindung mit drei Schnitten, frei, gelöst, entbunden. Ich gebe alles mit meiner Ausatmung ab an das Universum. Dort wird es transformiert. Ein starkes Empfinden durchströmt mich.

Ich gehe in den Erdtempel. Heute ist es mir möglich, diese Strecke zu gehen. Ich entzünde eine Kerze. Mit Dankbarkeit gebe ich die Wurzel zurück, die ich für mein Amulett gesammelt hatte, ich gebe Tabak als Geschenk an die Erde, in großem Respekt. Es ist ein kraftvoller Augenblick. Ich bin im Lufttempel, bete, danke, singe, entzünde auch hier die Kerze. Mit Respekt und Dankbarkeit gebe ich des Blatt zurück, das ich für mein Amulett gesammelt hatte und lege Tabak auf den Boden des Lufttempels. Ein Lied kommt mir in den Sinn, ich singe intensiv, stark.

„Du hauch mir deinen Atem ein,
lass mich in deiner Hand neugeboren sein.
Aller Atem, alles Leben kommt von dir,
Vater, werde Mensch in mir.“

Tränen fließen, Traurigkeit und Glück. Es fließt und fließt. Ich sehe das Tor, das XamAM in der Reflexion für mich geöffnet hat. Ich schaue es mir an. Die Tränen fließen und ich gehe hindurch. Mut, Kraft, Vertrauen sind erforderlich, Liebe und Klarheit bekomme ich geschenkt! Ich spüre mich, Neugeboren, ich bin! Noch einen Moment der Stille und des tiefen Bewusstseins.

Ich gehe in den Feuertempel. An der ersten Feuerstelle bedanke ich mich für meine getrocknete Schale, die hier im Feuer gebrannt wurde, gebe Tabak respektvoll an die Erde. Ich entzünde die Kerze, singe, meditiere, bete.

Ich gehe in den Ahnentempel, auch hier stelle ich meine Kerze an den Altar und bedanke mich bei den Ahnen, für die Antworten und Klarheit, die ich mit meinem Mandala bekommen habe. Im Wassertempel bete ich, komme mehr und mehr in Stille und gebe die Asche vom Ritual der Beerdigung an den Fluss. Ich bedanke mich bei dem Wassertempel, dass so vieles gerade hier ins Fließen kommt, dass ich mich öffnen kann und durch das Tor gehen kann.

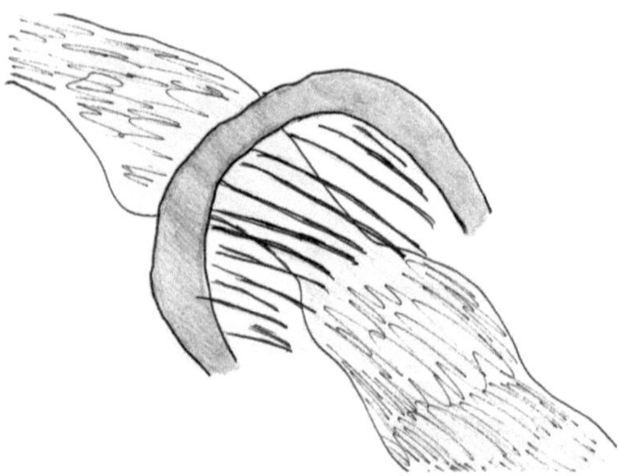

Zeit der Stille.

In der Meditation erinnere ich mich an meine zweite Absicht „Regenerieren der bei meiner Geburt zerstörten

Zellen". Es entsteht ein Zustand zwischen Wachsein und Schlaf, ein sehr heilsamer Zustand. Energie fließt in meinen Kopf links oben (die Stelle, die damals getroffen wurde bei meiner Geburt), hell, klar, heilend. Es strömt und strömt. Es bilden sich neue Neuronen, Synapsen werden verschaltet, wie bei einem Neugeborenen. Es ist der Tag meiner Geburt heute, welch Geschenk an meinem Geburtstag! Die neu verschalteten Zellen schicken Informationen über die Nervenbahnen in meine rechte Seite, in beide Beine, in meinen gesamten Körper. So viel Licht, so weiche, fließende Energie, sanfter Tonus, weich fließende zaghafte Beweglichkeit. Was für ein Gefühl! Es kommt violettes Licht, durchströmt mich immer wieder, vom Kopf oben links. Neue Zellen, neue Synapsen, Impulsweiterleitung durch den gesamten Körper – heil, beweglich, leicht, weich, sanft – wow!

In der folgenden Nacht habe ich einen intensiven Traum: ich tanze um das Feuer einen Stammestanz. Ich sehe das geöffnete Tor und gehe hindurch. Ich stehe vor dem Rat der Ältesten und Frage um Erlaubnis. Ein Augenblick Stille. Ich bekomme die Erlaubnis und werde heiler, werde als Heilerin tätig sein. Ich heile mich und andere. Das ist mein Auftrag! Tanzen, Freude, Glück, Dankbarkeit. In diesem Moment erscheint der Buchtitel: „Der Weg der Heilerin"

So viele Informationen, Antworten und Bilder in den Tagen der Visionssuche!

So eine intensive Erfahrung in Stille!

Im Austausch mit XamAM

Zu meiner Visionssuche gebe ich XamAM ein Feedback. Alba Maria sagt: „so wunderbare Geschenke hast du bekommen, so tiefgehende Erfahrungen! Wundervoll! Nimm drei Antworten aus diesem Ritual mit in das nächste Ritual mit der nächsten Pflanzenmedizin und bitte darum, diese Themen noch auszuweiten."

XamAM benennt, dass ich ein Vorbild für andere Menschen bin, denen ich beibringen kann, wie man einen heilsamen Weg gehen kann. Ich habe schon so vieles aufgelöst, durch so viel Schmerz so viel gelernt. Und das kann ich weitergeben! Sie hat gesehen, dass ich eine neue Lehre kreieren kann, ein Buch schreiben kann. So wie Milton Eriksson seine systemische Arbeit entwickelt hat, kann auch ich aus meinem Lernen eine Lehre entwickeln und ein Buch schreiben! „Verbinde dein Wissen aus der Literatur und deine gemachten Lebenserfahrungen und binde alles zusammen zu deiner neuen Technik! Und bringe deine positiven Erinnerungen aus all den Zeremonien tiefer und tiefer in dich hinein. Fülle dich auf mit positiven Erfahrungen! So kannst du dich heilen und Lösungen für dich finden. Dann kannst du diese weitergeben! Für dich hat sich ein Portal geöffnet und du bist hindurch gegangen! So ein Geschenk! So ein großes Geschenk! Die Erfahrung mit den Zellen, die du neu geschaffen hast, ist ebenfalls so ein wunderbares Geschenk. Deine Werkzeuge sind die Atmung, das Visualisieren und das Erinnern. Benutze diese Werkzeuge, wenn ein Problem auftaucht und löse es damit auf. Setze klare Grenzen. Fokussiere dich mehr, sonst verliert sich die Energie in einzelne Elemente und du hast nichts davon! Lass fließen, halte nichts fest! Lass nichts an dir anhaften!“

Meine drei Antworten, die ich aus dem ersten Medizinritual mitnehme in das nächste Ritual: ich heile mich selbst, ich ziehe Grenzen und schütze mich. Damit löse ich alte Glaubenssätze auf. Ich nutze die Atmung und das Visualisieren als meine Techniken. Ich erinnere mich an die gemachten Emotionen und Erfahrungen.

„Die Erinnerung ist eine hilfreiche Technik, die Atmung ist deine wichtigste Nahrung. Der Alltag hat oft Manipulation, Angst, Macht- oder Besitz-haben-wollen in sich. Kläre dich und komme da heraus! Erinnere dich an das, was du gelernt hast. Mache deine Stille-Übung, teile deine Nahrung mit Pachamama, mache eine Zeremonie und genieße das Leben!

Das Leben ist ein Fest!

Feiert das Leben!

Wir haben so viele Werkzeuge, also nutzt sie!

Ehre das Leben und die Natur. Es hat viel Kraft. Nimm das Göttliche in dir an, dann erst wirst du zu einem menschlichen Wesen! Kräftige deine Fundamente, nutze deine Werkzeuge, vertraue dir selbst! Wir sind eine Einheit, mit allen Gefühlen."

So sei es!

Aho!

Ein Traum

In diesem Traum begegne ich mir in meiner Pubertät. Es gibt so viel Trotz, Wut und so viele Verbote: „berühren nicht erlaubt", „dich selbst berühren ist nicht erlaubt". Es gibt Vergebung für diese Erfahrung aus der Zeit damals. Die große Birgit von heute, zusammen mit der kleinen Birgit von damals, Hand in Hand gehen sie gemeinsam ins Jetzt.

Es gibt etwas, was mich ausbremst. Es hält mich fest, es zieht mich zurück. Ein Bild entsteht: es ist ein alter Mantel aus Schmerz und Leid. Dieser alte Mantel wird abgelegt! Befreit gehe ich weiter ohne ausgebremst zu werden. Nichts bündelt meine Kraft und zieht sie ab! Nichts hält mich fest!

XamAM sagt zu meinem Traum, ich sehe mich aus einer anderen Perspektive, ich habe ein sehr hohes Bewusstsein, ich gebe das Beste und bereite meinen Weg vor!

Meinen besten Weg,
meine Möglichkeit, meine Kraft.

Mein Bewusstsein/meine Seele hat diesen Körper
mit dieser Aufgabe ausgesucht.

Es ist nun meine Aufgabe, das Beste zu geben.

Das ist ein Portal und ich kann durch diese Tür gehen!

„Bereite die Felder vor! Gib nicht auf, sondern gib immer wieder neu das Beste. Bis ins hohe Alter hinein wirst du immer wieder herausgefordert werden - du lebst und hast eine Aufgabe zu erfüllen!“

Aho – so sei es!

Cabana – die Schwitzhütte

Wir arbeiten in einer kleinen Gruppe, es ist ein intensiver Austausch, großes Vertrauen, entspanntes Sein. Nach unseren Vorbereitungen und unserer inneren Einstellung gehen wir gemeinsam in die kleine Cabana, in die Schwitzhütte. Sie ist so stark, so intensiv und tiefgreifend.

Die Antworten die ich bekomme:

Verbinde dich mit allen Elementen!

Heilung ohne Grenzen!

Heilung ohne Schmerzen!

Wecke die Kraft in dir und hab Vertrauen! ‚Ich kann nicht mehr‘ ist nur ein Konstrukt – löse es auf! ‚Mir ist kalt – ich bin erschöpft‘ nur ein Konstrukt – löse es auf, du kannst das!

Es gibt kraftvolles Singen, schreien, schweigen, weinen. Eine intensive Erfahrung. Ich atme, verbinde mich, habe Vertrauen und bin sicher. Alle Konstrukte lösen sich auf.

Nach der Cabana singen und trommeln wir am Feuer, lange, stark. Es ist viel Ruhe in uns. Wir schlafen rund um das Feuer.

Eine so tiefgreifende Erfahrung an diesem Tag – alles fügt sich zusammen, wie ein Puzzle. Die Teile des Puzzles, die ein Bild ergeben: Erfahrungen und Erlebnisse aus dem ersten Modul aufeinander aufbauend und genauso geht es im zweiten Modul weiter!

Herr der Wüste Ritual

Wir bereiten die nächste Zeremonie mit dem Herrn der Wüste vor. Die Pflanzenmedizin hat die Möglichkeit weiteres aus dem Körper heraus zu holen, es reinigt und klärt und kann Antworten geben. Auf jeden Fall bringt es Liebe.

Es gibt so intensive Bilder und Visionen für mich in diesem Ritual: ich durchwandere mehrere Dimensionen, Welten und Zeiten. Ich habe Vertrauen. Es ist mit Worten nicht zu beschreiben. Ich bin Heilerin und Kriegerin, am Feuer tanzend, Kleopatra, Jeanne d'Arc, auf verschiedenen Kriegsplätzen an vorderster Front. Kraft, Sicherheit, Schutz für mich und andere. Heilung, Verantwortung.

Ich bin: gefoltert, verprügelt, zerschlagen, im Verlies, Schmerzen im Bauch.

Ich komme zurück und meine rechte Seite ist so sehr fest und unbeweglich. Ich arbeite mit meinem Körper, um vollständig wieder im Hier und Jetzt anzukommen. Das Trommeln im Raum gibt mir Kraft. Ich sitze und die Kriegerin in mir trommelt voller Kraft und Hingabe. Sitzen, liegen, weinen, trommeln, Kraft, Liebe - so viel! Gefühl, Wissen,

Vertrauen, eine große Umarmung. Tränen der Freude, des Glücks, der unendlichen Liebe.

Eine unbeschreibbare Erfahrung.

Alle drei Antworten aus dem ersten Pflanzenritual werden durch das zweite vertieft und ausgeweitet!

Ein Feedback

XamAM gibt uns ein Feedback, an die Abreisenden nach dem zweiten Modul. An mich gerichtet sagt sie: „du bist eine Kriegerin des Lichtes! Du kommst aus dem Licht und gehst auch durch den Schatten hindurch ohne Angst. Schreibe ein Buch, kreiere eine neue Lehre, teile es an die Öffentlichkeit. Sprich mit deinem Körper. Die Neuronen können sich neu bilden und Leitungen neu verschalten, so kannst du dich weiter heilen. Du bist eine Heilerin, eine Schamanin. Früher hatten alle Schamanen ein Handicap, eine Verletzung. Sie haben daraus ihre Kraft bezogen und so machst du es auch. Du nutzt deine Behinderung, um daraus die Kraft zu bekommen und damit zu agieren. Dein Licht geht auf andere über. Es ist ein Segen, mit dir zu arbeiten und in deiner Nähe zu sein! Wie gut, dass du zur Schule nach Terra Mirim gekommen bist."

Die weiteren Rückmeldungen anderer Teilnehmer an mich, vor meiner Heimreise, sind ein Segen, Balsam für meine Seele!

Kraft Vertrauen Liebe Heilung Verantwortung

Unser Körper ist nur die Hülle in diesem, unserem Leben. Die Seele nimmt die Essenz auf, alles fließt durch Körper und Seele. Lass nicht zu, dass es fest wird und kleben bleibt. Emotionen sind Wanderer, lass sie fließen! Sie wollen sich nicht aufhalten.

Geduld ist die Sicherheit in der Begegnung –
Geduld ist der Schlüssel der Heiler!

(XamAM)

Ich spüre eine Kraft

Ich spüre,
daß ganz tief in mir,
im Kern meiner Existenz

eine Kraft ist,
die es unnötig macht,
mich mit anderen zu vergleichen,

eine Kraft,
die mich ermutigt,
Verkümmertes zu entwickeln,

eine Kraft,
die mich freuen läßt
an dem, was erreicht ist,

eine Kraft,
die mich einsehen läßt,
wo meine Grenzen sind,

eine Kraft,
die mich ja sagen läßt,
ja zu mir, so wie ich bin.

Ich will mich ihr nähern,
dieser geheimnisvollen Kraft.
Ich nenne sie Gott.

(Max Feigenwinter, aus: Peter Müller)

PUZZELTEILE

Juli 2017

Nach einem Zeckenbiss im Juli 2017 bekomme ich eine starke Fieberinfektion. Vier Tage lang über 40 Grad Fieber, mit starken Schmerzen im Kopf, in den Augen, im Nacken. Es entsteht ein starkes intensives Träumen. In der Nacht sind es Träume und Alltag durcheinander. Denken, nicht denken, verschiedene Filme, Wechsel von Gut und Böse, helfen und Ausgeliefertsein, alles durcheinander. Es macht mich sehr unsicher und es ist verwirrend. Ich durchlebe die verschiedenen Operationen meiner Kinderzeit und meines erwachsenen Seins, in tiefem Schmerz, in realen Bildern, im offenen Knochen. In dieser Zeit des Fiebers schaue ich mir diese Bilder an, mit Wertschätzung und Trost für das kleine Kind, das so viel erlitten hat. Mit Mitgefühl, Dankbarkeit, Loslassen und Fließenlassen, mit dem Wissen: ich habe all das überlebt und bin heute kräftig und wissend. In diesem Fieber verarbeite ich aktuelle Prozesse und ältere Prozesse. Alles verbrannt und losgelassen, zum Teil sehr bewusst, sehr heilsam. Ich arbeite bewusst mit verschiedenen Techniken zur Unterstützung. Die Tiere kommen zur Hilfe, die Schlange, der Puma. Tagsüber erscheinen mir Bilder im Blattwerk des Gartens. Im Fieber sehe ich Tod, Angst, der Adler, Bussard, Wolf, Puma und wieder der Adler. Es ist sehr klärend, hilfreich und informativ.

Der Tod – es ist noch zu früh! Ich habe keine Angst mehr davor, aber ich gehe noch nicht. Die Angst nehme ich wahr, fühle sie und lass sie auflösen. Adler und Bussard helfen mir, geben Freiheit, Befreiung, Kraft. Der Wolf sagt mir: übernimm die Führung, die Leitung und Verantwortung. Du hast Stärke, Wissen und Selbstverständlichkeit! Der Puma löst Altes heraus, alte Prozesse werden aufgelöst. Er gibt mir Kraft. Noch einmal kommen Adler und Bussard, noch einmal Kraft und große Freiheit. Diese Erfahrung ist intensiv, hilfreich, kraftgebend. So viel Vertrauen und eine große Erlaubnis, Ja zu mir! Jetzt mach! Fang an!

So sei es!

In den folgenden Tagen steigt das Fieber noch einmal mehr. Jaime aus der Entfernung und die Heilpraktikerin sind in enger Verbindung mit mir und helfen mir durch diese Zeit. Jaime gibt am Abend noch eine weitere Zeremonie und es geschieht viel Lösung, viel Heilung. In dieser Zeremonie lasse ich los, viele schmerzhafte Bereiche, Gruppierungen und Anhaftungen aus allen Zeiten, Leben und Welten. Eine große Hand greift in mein Kraftzentrum und zieht mit Druck etwas heraus. Mein Körper zuckt zusammen, Erleichterung, Befreiung, tiefes Atmen, tieferes Atmen. Ich schlafe ein. Irgendwann wecken mich sehr starke Bauchkrämpfe auf, ich krümme mich, ich möchte schreien. Die Atmung bleibt weg. Ich erinnere mich an meine Kompetenzen, atme, löse den Schmerz auf, atme und schlafe wieder ein. Am nächsten Tag sinkt das Fieber, es kehrt Ruhe ein. Eine bleierne Schwere in meinem Körper, ich schlafe mehrere Tage. An einem der nächsten Fiebertage sind es reale Bilder vor meinen Augen. Die Begriffe Angriffe, Misshandlungen. Ich lerne mich abzugrenzen, ich setze Grenzen und rufe laut Stopp! Ich setze die Atmung ein. Ich lasse fließen, schaue hin, nehme wahr. Lasse los. Es entsteht ein Sog, ein Zug nach oben wie ein Trichter und eine Spirale nach unten. Viel geht weg. Nach diesen Momenten des Auflösens senkt sich das Fieber weiter und der Infekt löst sich langsam auf. Es dauert noch einige Wochen bis ich in meine Kraft zurück komme, klar werde. Was ich erkenne, was in dieser Fieberzeit geschehen ist, das gibt viel Respekt in mir und große Dankbarkeit.

Oftmals gibt es auch Zweifel

Oftmals gibt es auch Zweifel in mir, alte Glaubenssätze treten immer mal wieder auf. Alte Muster werden gelebt, aber doch identifiziert, enttarnt. Manchmal ist eine krasse Handlung erforderlich, eine Klarheit, um weiter auf dem Weg zu bleiben.

Welcher Weg - zerrissen auf dem Schlachtfeld zwischen den Fronten?

Welcher Weg - mit wem?

Mein eigener Weg, in und mit meinen Möglichkeiten!

„Die Bedürfnisse nach Liebe kannst du unterschiedlich stillen: früher über deine Kleinkinder, die größer werdenden Kinder. Später vielleicht über deine Arbeit, dein Wirken mit anderen Menschen.

Große Liebe ist in dir! Du kannst das Bedürfnis in dir auch selbst stillen!

Und es ist nicht der Rücken der schmerzt - es ist die Seele die schreit! Es gibt Dinge, die sind in deine Matrix eingraviert, ins Feld geschrieben. Jetzt ist die Zeit es aufzulösen!" so eine Rückmeldung an mich. Es ist Oktober 2018.

Im November des gleichen Jahres geht die Reise weiter. Ich bin in Terra Mirim in Brasilien und besuche die Schule von XamAM, die schamanische Schule. Dort begegnet mir der gleiche Satz, die gleiche Aussage: es ist in die Matrix eingraviert! Ins Feld geschrieben! Jetzt kannst du die Matrix neu modellieren! Auch hier ergänzt sich was vorher gesagt wurde.

Alles fügt sich zusammen, wie ein großes Puzzle!

Auf einer Reise

Eine schamanische Reise, von Trommeln begleitet und geleitet.

Es gibt viel Traurigkeit über das, was die Spastik in meinem Körper alles nach sich zieht. Wut auf all das, auf ausgebremst werden und Schmerz. Ich tauche ein, tiefer und tiefer. Es ist dunkel um mich herum, bitter, fest. Es gibt Kraft, Stärke und einen Sturm. Ich möchte schreien und stampfen, gegen hohe Wellen anschwimmen. Ich bin auf dem Meer, in diesem Chaos der hohen Wellen letztlich. Auf einem Wellenkamm, getragen. Zunächst kämpfe ich und schwimme gegen die hohen Wellen an, dann lass ich mich tragen, auf und ab, hin und her, gewirbelt in dem Sturm. Gefahr! Irgendwann beruhigt sich der Sturm, ich bin gehalten und getragen auf dem Wasser, im Wasser, und dann abgetaucht in die Tiefe des Meeres.

Egal welcher Sturm tobt, dort in der Tiefe des Meeres ist Ruhe!

Ich bin getragen, sicher, gut. Ruhe kehrt ein. Vertrauen und Loslassen. Dann auf einer Klangreise, begleitet vom Klang, umhüllt vom Klang, dem Klang folgend. Tief eingetaucht in verschiedene, aufeinander folgende Bilder. In Australien sitzend, am Feuer tanzend, mit Leichtigkeit und tiefer Freude. Dann Südamerika, tanzen ums Feuer. Afrika, Wüste, Sandwärme, wohlfühlen. Am Meer sitzend, mit Leichtigkeit schwimmen. Am Ufer spazieren, wie jeder andere, einfach, mit Leichtigkeit, Dankbarkeit und Freude. Ich tanze mit Elfen, schwebend, leichtfüßig, glücklich, strahlend. Ich löse mich auf. Zum Gong erscheinen dunkle Farbenschlangen, schwammig und schlammig. Schwarz kommt auf mich zu. Zunächst will ich flüchten, doch dann bleibe ich, mit dem Gefühl ich bin sicher. Ich lasse zu, was geschieht, gebe mich ganz hinein und werde von der Dunkelheit umschlossen. Als will es mich holen, hinab ziehen in eine andere Welt. Ich lasse es zu, lasse mich darauf ein, lasse mich fallen. Alles ist tiefschwarz, ganz kurz. Es lässt von mir ab, zieht sich zurück, es wird aufgelöst. Und ich bin im hier und jetzt, Entspannung, tiefe Entspannung.

Ich komme zurück.

Aho!

Die Erfahrung einer Meditation

Ich tauche tief ein und begebe mich auf die Reise. In tiefer Stille bin ich angekommen. Eine kleine, lichtvolle Kugel kommt in meine Mitte, voller Energie in mein Kraftzentrum, meine Quelle. Ich bin von Engeln umhüllt, helles Licht, sanfte Berührung, zart, getragen, sicher, in den Armen gewogen wie ein kleines Kind. So unsagbar schön, so gut. Ich löse mich auf, sinke ein in Mutter Erde, werde getragen, gehalten und aufgenommen. Ich bin in Verbindung mit dem Universum, durchflutet von unten von der Erde bis oben ins Universum. Ich bin alles und jeder. Ich fliege mit dem Condor, ich höre auf zu atmen und spüre, so intensiv, eine lange Zeit. So viel Schmerz ist in mir, einige wenige Tränen lösen sich. So viel auffüllen und getragen sein, so stark.

Wieder ganz bei mir angekommen im hier und jetzt, vollständig, beende ich die Meditation. Eine bewusste Handlung. Ich bin wieder da.

Glücklich und dankbar.

Eine weitere starke Meditation:

Gefühle zulassen – wie lasse ich Wut los? Ich kann nicht wütend sein, ich darf nicht wütend sein.

Wie lasse ich Traurigkeit zu? Ich kann nicht weinen, ich bleibe kontrolliert.

Da ist viel Angst vor Unbeweglichkeit, davor den Schmerz nicht mehr auszuhalten.

Da ist Verzweiflung, Kraftlosigkeit, Schmerz.

Da ist tief empfundene Liebe, großes Wissen, tiefer Frieden, Ruhe und Vertrauen.

Da bin Ich,
da bist du,
da gibt es eine enge Verbindung.

Alles ist eins!

Im weiteren Verlauf bekomme ich Antworten auf diese Meditation. Meine Wut löse ich auf durch singen, tönen, atmen, schreien. Ich versetze mich bewusst in eine solche Situation, lasse das Gefühl aufkommen und mit schreien, atmen, weinen und tönen sich auflösen. Ich kann auch die starke Energie der Wut nutzen und kreativ umsetzen, in Handlung einbringen. Das, was gerade passt, wird kommen und helfen. Ich komme mehr und mehr ins Fühlen und raus aus dem Denken. Ich bleibe im Vertrauen und in dem Wissen um eine Kraftquelle, um meine Kraftquelle.

Die Zeremonien im neuen Jahr 2019

Die Zeremonien im neuen Jahr 2019 knüpfen an meine Reisezeit in Brasilien an. Auch hier ist es wie bei einem Puzzle: kleine Teile fügen sich zu einem großen Ganzen zusammen. Nach meiner Reisezeit in Brasilien gab es gesundheitlich große Einschnitte. Ein weiterer Bandscheibenvorfall, Instabilität in der Wirbelsäule, starke Schmerzen und mich kaum mehr bewegen können. Das Stehen ist fast nicht mehr möglich. Ich arbeite mit meinen Möglichkeiten und versuche meinen Weg zu gehen, mit den Schmerzen und den Einschränkungen zurechtzukommen, in Akzeptanz zu gehen und darauf aufzubauen, was ich auch in Brasilien gelernt habe. Der Auftrag lautet: Modelliere die Matrix neu! Alles beginnt zu fließen, ich werde heiler/Heilerin.

In einer Zeremonie im März tauche ich tief ein und begebe mich auf die schamanische Reise. Der Schmerz in meinem Bauch ist sehr groß. Das ist ein ganz alter Schmerz, es ist nicht nur meiner, ich trage Leid und Schmerz von so vielen anderen Leben und Wesen. Ein Bild taucht auf: eine Gruppe Soldaten zieht aus, auf dem Weg durch Kälte, Schmerz und Leid, Folter, Angst, Wut, Trauer. Alles steckt darin, all das geht wie ein Sog aus mir heraus, nimmt Schmerz und Frieren mit heraus. Was bleibt ist ein Hohlraum, Leere und Ruhe. Dieser Raum wird gefüllt mit einer lila und einer goldenen Kugel. Sanft heilen diese den Raum, nehmen Wundsein und Schmerz heraus, massieren zaghaft, hüllen sanft ein mit Liebe und Licht. Schmerz und Kälte weichen. Stille, Kraft und Vertrauen kehren ein. Dankbarkeit und Klarheit, Frieden, tiefe Erkenntnis! Es gibt einen großen Bedarf an Liebe. Es gibt Energie, die fließt und Kraft bringen kann und Liebe geben kann.

Im Verlauf dieses Prozesses trommle ich und in mir singt es, immer wieder:

„Von guten Mächten treu und still umgeben/geborgen,
erwarte ich getrost, was kommen mag.
Gott ist mit mir am Abend und am Morgen
und ganz gewiss an jedem neuen Tag.
Und reichst du mir den schweren Kelch den Bitteren,
Gefüllt des Leids, bis an den höchsten Rand.
So nehme ich ihn dankbar ohne Zittern,
aus deiner guten und geliebten Hand.
Von guten Mächten treu und still geborgen,
erwarte ich getrost, was kommen mag.
Gott ist mit/bei mir am Abend und am Morgen.
Und ganz gewiss an jedem neuen Tag."

(frei nach Dietrich Bonhoeffer)

„Du kannst Kraft schöpfen aus der Liebe, berühre dich selbst mit Liebe, lass die Liebe fließen ohne Erwartungen, pur. Es ist sehr nährend. Die Liebe macht glücklich und Schmetterlinge im Bauch. Die Angst blockiert dich! Achte darauf, dich selbst in Liebe anzunehmen, dich liebevoll zu berühren und die Liebe fließen zu lassen. Es gibt so viel davon!“ ist die Antwort, die mir gegeben wird.

In mir ist so viel Kraft, Vertrauen und Glück. Ich habe so viel zu geben, gebe ich es auch zu mir selbst? Es gibt noch viele Knoten, die mich blockieren. Sie wollen aufgelöst werden. In dieser Zeremonie singt und trommelt Jaime so wunderbar, der Gesang berührt meine Seele. Die Seele erinnert sich an Zuhause, woher sie kommt, außerhalb unserer Inkarnation. Dort gibt es das Gefühl der Sicherheit, des so sein dürfen. Tiefe Traurigkeit ist mit dieser Sehnsucht verbunden. Sie darf aufkommen und gesehen werden. Hier und jetzt ist die Inkarnation in diesem Körper und Aufgaben sind hier und jetzt zu erfüllen!

Diese Seele gehört in diesen Körper und wird ihre Aufgabe erfüllen! Das große Ich nimmt das kleine Mädchen, das innere Kind, an die Hand, mit starkem Vertrauen und Sicherheit. Die Ängste von damals werden gewürdigt, großer Respekt vor dieser Aufgabe von damals. Ich habe daraus gelernt, ich bin daran gewachsen. Jetzt kann das große Ich das kleine Mädchen an die Hand nehmen und gemeinsam können sie sich voller Vertrauen auf diese bevorstehende Aufgabe einlassen.

Ich kann die im Mai bevorstehende große Operation vorbereiten, das Feld energetisch vorbereiten und mit Zuversicht die beste Vision meiner Zukunft sehen und fühlen! Ich lasse Bilder aufkommen, werde kreativ, male und modelliere.

Retreat zu Ostern 2019

Frage an mich: Welches Element fällt dir spontan ein? Spontan ist es der Fluss. Ich bin wie der Fluss, ich bin im Fluss und werde am Ziel meines Weges eins werden mit allem. Ich münde in den Ozean. Ich gebe mich hin und löse mich auf. Die Steine im Flussbett werden durch meine Kraft und Beständigkeit geformt. Wild und sanft, kraftvoll und zart. Der Fluss trägt andere mit.

Was ist dein Wunsch? Ich bin wie der Fluss. Stetige Veränderung. Strömen lassen, kraftvoll und sanft. Ecken und Kanten erzeugen Stromschnellen, die Geschwindigkeit wird angepasst, das Hindernis wird umspült, nicht dagegen ankämpfen, annehmen und Lösungen finden, kraftvoll schleifen was im Flussbett liegt. Am Ende des Weges verschmelzen mit dem großen Ganzen, eins werden. Unterwegs trage ich mit meiner Kraft Teile der anderen mit.

Meinen Wunsch - ich bin der Fluss - nehme ich mit in die Cabana/Schwitzhütte. Um an diesem Wochenende in die Schwitzhütte zu gehen, erfordert es Mut, Kraft und Vertrauen, da mein Körper unsagbar schmerzt und meine Beweglichkeit enorm reduziert ist. Geduld ist erforderlich.

Ich tauche tief ein, ganz bewusst, und ich bin wie der Fluss: nichts halten, loslassen von allem Alten, mich öffnen, durchfließen lassen. Lautes Singen und große Ruhe, Stille und intensives Wahrnehmen. Ich löse mich auf und bin mit allem verbunden.

Es kommt der Zeitpunkt, dass ich die Hütte verlassen möchte, da der Schmerz in meinem Körper stärker und stärker wird und ich dringend diese Position verändern muss. Ich gebe ein Signal, damit ich hinausgehen kann, doch es gibt in diesem Moment keine Möglichkeit aus der Cabana herauszukommen. Mein Körper signalisiert Schmerz, so stark. Ich kann nicht mehr, nicht einen Moment länger und doch soll ich bleiben? Panik steigt in mir auf, Verzweiflung breitet sich aus. Und dann fällt es mir ein: mein Werkzeug ist die Atmung! Sammle dich, besinn dich, du kannst das. Alles ist nur eine Illusion! Nur in deinen Gedanken! Ich beginne bewusst und tief zu atmen, in den Schmerz, in die Körperposition, in meine Verzweiflung. Ich atme bewusst tief ein und gebe mit der Ausatmung ab an die Mitte der Cabana. Immer wieder. Meine Position kann ich nicht verändern. Die Hütte kann ich nicht verlassen. Ich atme weiter, werde ruhiger, löse die innere Anspannung auf und dann auch die muskuläre Anspannung! Es funktioniert!

Das nehme ich wahr und mache weiter: bewusst Atmen – Atmen – Atmen. Ich rede mir zu, ich schaffe es und baue Vertrauen auf. Es gelingt mir mehr und mehr. In dem Moment wo der Schmerz sich auflöst und ich ins Vertrauen komme wird die Schwitzhütte beendet!

Welch intensive Erfahrung!

Was ist mir möglich!

Ich komme aus der Cabana heraus und weine vor Glück und Erleichterung und vor Dankbarkeit.

Mit diesem schamanischen Retreat, kurz vor der Operation im Mai, habe ich mich noch einmal gut vorbereiten können. Ein kraftvolles und heilsames Wochenende! Gestärkt und voller Vertrauen! Mein Wissen um meine Selbstheilungskräfte!

Genährt mit so viel Liebe und wohlwollenden Worten gehe ich einen Schritt weiter auf meinem Weg.

Ich fließe mit der mir eigenen Geschwindigkeit und Kraft und werde die mir entgegenkommenden Hindernisse annehmen!

Wahrnehmen, umströmen und dann loslassen, hinter mir lassen.

Ich bereite mich daheim vor auf die Zeit in der Klinik. Ich repariere den Poncho den ich beim Geschenketausch des Retreats bekommen habe, der schon bei vielen Heilzeremonien und Ritualen getragen wurde. Stich für Stich webe ich gute Wünsche, Heilungskraft, Vertrauen, Geduld, Liebe, Licht, Kreativität, Fantasie und Geduld ein.

Ein wunderschöner, heilsamer und kraftgebender Poncho entsteht.

Der Fluss

Ich bin wie der Fluss, ich bin der Fluss, ich fließe wie der Fluss, fließe voran in meinem Flussbett. Steinigen Untergrund oder auch Sand umspüle ich sanft mit meinem Fließen. Kommen Hindernisse in mein Flussbett, kann ich dagegen ankämpfen und werde daran zerbrechen oder ich umspüle diese Hindernisse und fließe daran vorbei. Ich berühre sie, ich nehme sie wahr, ändere meine Fließgeschwindigkeit und bleibe im Fluss, fließe weiter. Ich umspüle sie und wachse an meiner Aufgabe. Das gleichmäßige, stete Fließen des Flusses formt alles was darin ist. Die Steine im Fluss werden geschliffen durch die stetige Bewegung. Das Ufer wird geformt. Und so formt sich auch mein Fließen, mein Leben. Mal bin ich sanft und ruhig, plätschere dahin, mal bin ich eine starke Strömung, voller Kraft und Energie, mal staue ich mich auf und entlade mich explosionsartig in einem Wasserfall. Große Kräfte wirken, ein kleines Rinnsal zu Anfang und dann ein breiter, strömender Fluss. Manchmal nehme ich Dinge mit in meinem Fluss. Ich trage die Last anderer von einem Ort zum anderen. Ich kann transportieren. Ich kann transformieren. Der Fluss fließt, bis er sein Ziel erreicht und in den Ozean mündet. Am Ziel angekommen löst der Fluss sich auf im großen Ganzen. Noch so viele Hindernisse können dem Fluss in den Weg kommen. Er wird sie umfließen, er wird seine Strömungsgeschwindigkeit verändern, anpassen und an sein Ziel kommen.

Ich bin wie der Fluss, ich bin der Fluss, ich fließe, ich bin. Aho.

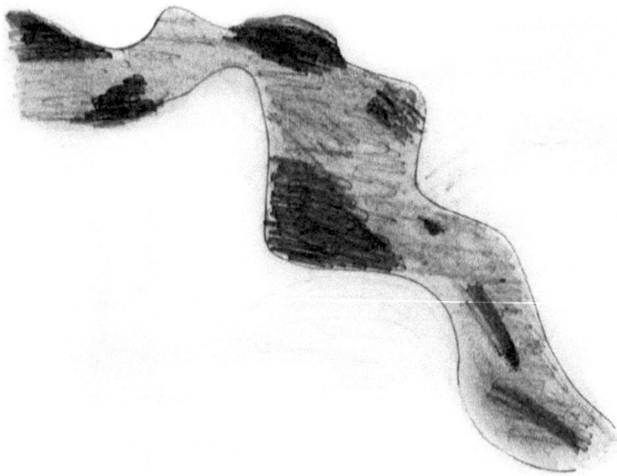

Wenn die Seele erfüllt ist (Mai 2019)

Wenn die Seele erfüllt ist, genährt ist, stabilisiert sie den Körper von innen. In Brasilien war die Seele berührt und genährt, mir ging es gut trotz aller Anstrengung. Zu Hause ist der Alltag mit seinen Herausforderungen und den Rollen, die ich bediene. Es ist eine Überforderung, emotional und seelisch bin ich zeitweise unterversorgt. Zweifel. Unsicherheit.

Was ist der Weg, was gilt es zu tun? Hinein spüren, hinein spüren und wieder hinein spüren. Habe Vertrauen, beginne zu atmen, zu visualisieren und dann löse auf! Sorge für dich! Sorge dafür, die Dinge zu tun, die dich nähren. Wenn du für etwas brennst, dann geht es dir gut, dann bist du voller Energie und hast kaum Schmerzen. Also sorge für dich und schaffe dir Aufgaben und Ziele wovon du träumst.

In Brasilien gab es ein Körpermandala, stellvertretend für ein oder mehrere Symptome in dir. Zunächst hast du dieses Mandala gemalt, erklärt und dann wurde es mit Humus auf deinen Körper aufgetragen. Es wurde betrachtet und kommentiert. Es trocknet auf deinem Körper. Die getrocknete Erde auf der Haut bröckelt ab, das System bricht auseinander, zerbricht, löst sich auf. Das Symptom hat dir wie ein Korsett Halt gegeben, es löst sich jetzt auf, der Halt löst sich auf. So erklärt sich die Instabilität. Die Instabilität erzeugt Schmerz.

Wo ist der neue Halt?

Was gibt mir Halt?

Was ist meine Aufgabe?

Ein Teil meiner Aufgabe ist es, gut für mich zu sorgen, gut dafür zu sorgen, dass es dem Körper gut geht. Eine weitere Aufgabe lautet: schreibe ein Buch über eine Technik, die du kreiert hast, über deine Lebensform und lass andere Menschen daran teilhaben.

Das, was in deine Matrix eingraviert war, kannst du jetzt auflösen und deine Matrix neu formen, kreieren und formatieren.

Du kannst das!

Du hast die Möglichkeiten dazu!

Fang an!

Es löst sich auf, es bröckelt, der Halt im Äußeren verliert sich. Mein Körper wird zunehmend instabil. Diese Instabilität führt dazu, dass ich diese Operation an der Wirbelsäule nicht mehr aufschieben kann. Die Beschwerden, die Symptomatik, sind so groß, dass der Schmerz nicht mehr aushaltbar ist. Ich kann nicht mehr stehen, ich kann kaum mehr laufen, so ist eine große Operation unumgänglich.

Ich bin gut vorbereitet für diesen Schritt, energetisch, mental. Mit Hilfe verschiedener Menschen, die mich unterstützen auf meinem Weg.

Und diese Operation ist wie eine Neugeburt. Ein altes Buch wird geschlossen und ein neues geöffnet, sagte mir eine Freundin. Ein alter Mantel wird abgelegt und du bist wie neu geboren, unbekleidet, frei von allem und kannst neu beginnen.

Anschließend ist es tatsächlich ein neues Laufen lernen, ein neues Lernen auf so vielen Ebenen. So viele Möglichkeiten, die mir geschenkt wurden in diesem Moment. Diese Operation bedeutet somit einen Neuanfang und das, was ich vorher gelernt habe in all den Jahren, kann ich nun umsetzen. Vertrauen, visualisieren, atmen, transformieren.

Die Zeit in Heidelberg

Die Vorbereitungen sind gut gelaufen, ich fühle mich gut aufgehoben, gesehen, ernst genommen. Die Operation ist schwierig und erfolgreich. Sie dauert länger als erwartet. Der Kreislauf stabilisiert sich nur mühsam, zwischendurch vergesse ich zu atmen und die Schmerzen sind unfassbar hoch. Ich muss nicht auf die Intensivstation, ich kann meine Beine fühlen! Tränen des Glücks fließen.

Täglich gibt es Veränderungen: das erste Mal sitzen, das erste Mal stehen, die ersten zehn Schritte. Welch ein Gefühl, welch ein Glück: ich laufe, aufgerichtet, größer, gerade. Die Bewegung ist verändert, so gab es das vorher noch nie! Welch veränderte Wahrnehmung! Es gibt weiter kleine Veränderungen, die ich mit Dankbarkeit und viel Training entgegennehme. Die intensiven Schmerzen überrollen mich, so massiv. Damit habe ich nicht gerechnet. Trotzdem mich weiter zu bewegen und zu trainieren ist herausfordernd. Ich werde langsam und zunehmend beweglicher. Das Ergebnis der Operation ist sehr zufriedenstellend. Ich bekomme so viel Unterstützung von den verschiedenen Menschen an meiner Seite, das hilft mir sehr. Traurigkeit und Zuversicht zeigen sich im Wechsel, Kraft, Mut und Verzweiflung ebenso. In der Rehaklinik lerne ich das Laufen neu. Schritt für Schritt wahrnehmen, langsam abspeichern. Das ist eine große Herausforderung und Umstellung, es erfordert Geduld und Kraft. Ich verbinde mich, erfahre Unterstützung aus dem großen Kreis der Heiler. Meine Rituale helfen mir und füllen mich auf, sie geben mir Kraft und die Möglichkeit diesen Weg weiterzugehen.

Es ist wahrlich kein leichter Weg, doch weiß ich, das ist der Weg den ich gehen muss. Er ist mühsam und herausfordernd, aber es ist mein Weg, so ist es, in jedem Moment. Wie bei dem schamanischen Retreat zu Ostern: ich kenne den Weg, ich bin im Fluss, ich bin der Fluss, ich heile und lerne, mehr und mehr!

Dankbarkeit

Es gibt eine Heilzeremonie mit Jaime zur Sommersonnenwende. Er schenkt uns ein besonderes Ritual. In mir ist große Dankbarkeit dafür, dass ich nach diesem großen Eingriff heute hier dabei sein kann, dafür dass ich es überstanden habe, mich bewegen kann und neu laufen lerne. Ich danke für diesen Moment, ich danke Jaime für diese Unterstützung!

Sieben Wochen nach der Operation: die Zeit der Rehaklinik ist beendet und mit großem Respekt vor dem Alltag werde ich entlassen. In der Reha laufen lernen, jeden Tag kleine positive Veränderungen. Schonraum, ich kümmere mich ausschließlich um mich. Jetzt wird es anders werden. So viele Dinge darf ich noch nicht, kann sie noch nicht. Meine Bewegungsabläufe werden weicher und fließender, umso mehr Aufmerksamkeit und Kontrolle ist erforderlich, um nicht in alte Strukturen zurückzufallen. Die Übungen,

Aufgaben, das Training und dabei nicht in Alltagsbewegungen zurückkommen, immer wieder spüren, stoppen, verändern, beobachten.

Und Dankbarkeit dafür, den schwierigsten Teil/den schmerzhaften Teil geschafft zu haben.

Die so veränderte Beweglichkeit, die jetzt möglich ist, diese zu trainieren und abzuspeichern dauert lange! 9-12 Monate sollte ich dafür einplanen.

Also Vertrauen, Geduld, Kraft!

Ich denke an die Talente, die ich in Terra Mirim benannt habe - dafür bin ich dankbar! Sie helfen mir jetzt sehr und es ist gut, mich an sie zu erinnern. Ich habe etwas Wichtiges verstanden:

Ich begreife wie es sich anfühlt, mich selbst zu lieben,
so wie ich bin, aus ganzem Herzen.

Ich spüre dieses tiefe Glück in mir.
Das Glück, dieses Leben so leben zu dürfen.

Ich bin dankbar für die Geschenke,
die mir bisher zuteilwurden.

Jetzt

Ein Jahr nach der intensiven Veränderung auf allen Ebenen, Sommer 2020, bin ich dankbar und glücklich für all das, was heute möglich ist. Meine Lebensqualität hat sich enorm gesteigert. Mein Wohlfühlen wird großgeschrieben. Ich habe mir Mobilität zurück erarbeitet, meine Wegstrecke hat sich vergrößert. Es gibt Leichtigkeit. Freude. Zufriedenheit.

Was mir viele Jahre nicht mehr zur Verfügung stand, ist heute wieder machbar. Ich komme in den Wald, erreiche besondere Plätze in der Natur, kann mich an den See begeben und die Stille in mir aufnehmen. Es gibt nach wie vor auch zahlreiche Einschränkungen, Dinge die nicht mehr funktionieren, nicht mehr zur Verfügung stehen. So ist es. Ich habe gelernt, Grenzen zu setzen und Grenzen zu akzeptieren. Und innerhalb dieser Grenzen bin ich grenzenlos!

Wer steckt den begrenzenden Rahmen?

Wer sagt, dass etwas nicht geht?

So vieles ist mir möglich und so vieles lässt sich verändern! So viel mehr steht uns zur Verfügung, von dem wir bisher noch nichts wissen oder nur eine Ahnung dazu haben.

In der Arbeit mit inneren Bildern, mit Visualisieren kann ich meine Möglichkeiten ausweiten. Auf einem Spaziergang, der nun wieder möglich ist, genieße ich die Weite und den Wald. Auf dem Rückweg geht mir die Kraft aus und das Ziel ist noch weit entfernt. Eine Pause reicht nicht, um weiter zu kommen. Ich stelle mir meinen Körper in allen Details vor, jeden einzelnen Muskel, wie dieser arbeitet und wie er angesteuert wird. Ein inneres Bild entsteht. Ich fühle in den möglichen Bewegungsablauf hinein, ich kann wahrnehmen und Spannung loslassen. Ich stelle mir Entspannung vor, Leichtigkeit und Beweglichkeit meines Körpers. Aus der Kraftlosigkeit wird Energiegeladen. Auffüllen mit neuer Kraft, Auffüllen mit Vertrauen und Zuversicht. Mit diesem inneren Bild setze ich Fuß vor Fuß, Schritt für Schritt und ich komme wieder in Fluss, in Bewegung, ohne weitere Pause an mein Ziel, zum Ausgangspunkt meines Spaziergangs. Dort angekommen bin ich sicherlich erschöpft, müde, wie eine Marathonläuferin. Und zugleich glücklich und dankbar für diese Erfahrung! So vieles ist mir möglich!

Aho!

DIE TECHNIK - EINE LEBENSFORM

Fühlendes Hören – Vertrauen – Akzeptanz – Atmung – Visualisieren

„Alles ist gut! Alles ist perfekt, immer!" so ist die Lebensphilosophie, die Jaime Caso Villavicencio lehrt. Seit jeher ziehen die Schamanen aus ihren Handicaps und Beeinträchtigungen Kraft und entwickeln daraus ihr Handeln, so sagt die Brasilianerin Alba Maria. Und sie benennt zugleich, dass ich aus meinen Einschränkungen Kraft und Lebenswille ziehe und dieses nach Außen weitergebe.

Wie ist es möglich, trotz all der Einschränkungen, Schmerzen und Hindernisse auf meinem Weg weiter zu gehen, mit Leichtigkeit und Freude das Leben zu genießen, mein Wissen und meine Kompetenzen mit anderen Menschen zu teilen?

Es war ein sehr langer und harter Weg, es ist noch immer ein Weg des Lernens und Akzeptierens. Der Fluss ist mir ein willkommenes Symbol. So wie der Fluss seinen Weg verfolgt um an sein Ziel zu gelangen, so wie er Hindernisse umfließt, diese formt und glättet, seine Strömung und auch sein Fließverhalten verändert, so gehe ich meinen Weg, passe mich den jeweiligen Herausforderungen an, akzeptiere was geschieht und schau nach neuen Perspektiven und Möglichkeiten. So wie der Fluss mal sanft plätschernd und mal wild tosend, mal geradlinig oder als steiler Wasserfall sich in seinem Flussbett bewegt, so ist es mit meinen Emotionen auch. Es gibt neben Geduld und Gelassenheit, Klarheit, Mut und Kraft genauso Wut, Verzweiflung, Angst und Schmerz.

Mein Wissen und all die erlernten Techniken ermöglichen es mir, auf meinem Weg zu bleiben, das Vertrauen zu verstärken und Zuversicht zu behalten. In mir ist ein tief verankertes Vertrauen, dass alles so wie es ist, einen Sinn ergibt, hilfreich ist und mich lehrt, meinen Weg bis ans Ziel zu verfolgen. Ich kenne meinen Weg, ich kenne mein Ziel. Die Herausforderung ist es, auf diesem Weg zu bleiben, auch wenn er noch so steinig und uneben zu sein scheint.

Im Austausch mit meinem Gegenüber

Was geschieht in den Gesprächen und Kontakten mit anderen Menschen, dass sie sich anschließend gut fühlen? Dass sie ihre Perspektive verändern? Dass sie neue Hoffnung schöpfen, mutiger werden und zuversichtlicher?

Ich höre zu, mit dem Herzen. Das ist das fühlende Hören. Ich baue ein Feld des Vertrauens auf. Dadurch entsteht eine entspanntere Atmosphäre und die Menschen öffnen ihr Herz. Indem sie sich mitteilen, entdecken sie Möglichkeiten ihre Perspektive zu verändern. Sie kreieren einen veränderten Blickwinkel. Diesen greife ich auf und biete verschiedene Handlungsmöglichkeiten an ohne Erwartungen meinerseits. Ein Möglichkeitenkellner. Und wie der Mensch welchen Weg weiter gehen mag, wird er selbst herausfinden.

Ich bin innerhalb meiner Grenzen grenzenlos und das lebe ich, das zeige ich. In meiner Gegenwart ist Versehrtheit kein Tabu, kein Hindernis, sondern lebbar und veränderbar. Ich nehme die Menschen mit auf eine Reise, auf ihre eigene Reise. Das Reiseziel bestimmen sie selbst. Vielleicht ist es zu Beginn noch gar nicht genau zu erfassen, es entwickelt sich im Verlauf. Auch kann sich das Ziel der Reise verändern, wenn während der Gespräche die Perspektive verändert wird und neue oder ganz alte Anliegen zu Tage kommen und geklärt werden möchten.

Auf dem Weg dieser Reise ist die Atmung besonders bedeutsam. Es gibt so wunderbar viele verschiedene Atemübungen und jede einzelne bewirkt innere Ruhe, eine veränderte Bewusstseinslage und Klarheit. Atemübungen senken die Körperspannung, vermitteln Weite und Leichtigkeit. So lassen sich Anspannung, Schmerz und auch Spastik beeinflussen.

Auf dieser Basis lässt sich nun erforschen, welches Thema angesehen werden möchte, welche Themen an die Oberfläche kommen. Mit diesen Themen arbeiten wir dann.

Es geht um Akzeptanz dessen was ist. Egal was es ist. Die Situation in der ich mich befinde, gilt es zu akzeptieren. Vielleicht erkenne ich zu diesem Zeitpunkt nicht den Nutzen dieser Situation, vielleicht ist die Verzweiflung oder der Schmerz auch gerade zu groß. Es ist ein Prozess, der lange dauern kann.

Gleichzeitig mit dem Akzeptieren lassen sich neue Perspektiven entwickeln. Der Blickwinkel meines Gesprächspartners verändert sich. Die Ziele können ganz klein formuliert werden und er hat somit die Möglichkeit diese Ziele auch zu erreichen. Ich erschaffe einen Vertrauensraum und Selbstwirksamkeit wird möglich.

Ein weiterer Schritt ist das Visualisieren. Das Visualisieren dessen, was erreicht werden möchte. „Was ist es, was du erreichen möchtest? Gehe in deiner Vorstellung hinein in das Bild. Wie fühlt es sich an? Welche Farben tauchen auf? Wie schmeckt es? Was kannst du riechen, hören, sehen?“ Vor dem inneren Auge entstehen Bilder und mit diesen Bildern können wir nun arbeiten.

All das erlernte Wissen, die Sichtweise der Schamanen, Klang und Rhythmus, therapeutische Ansätze wie Trance, hypnosystemische und lösungsorientierte Gesprächsführung, Atem- und Entspannungstechniken fließen in mein Handeln ein.

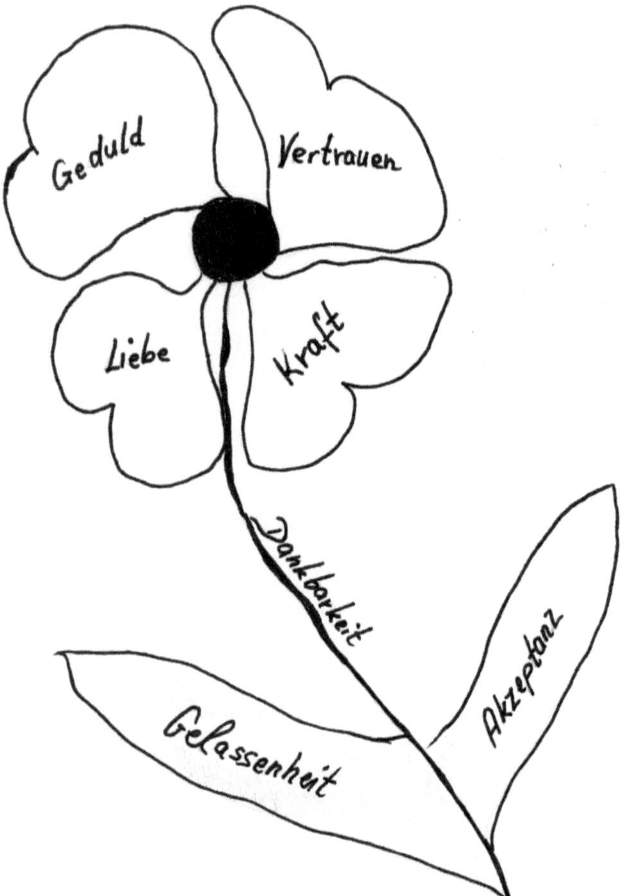
Geduld
Vertrauen
Liebe
Kraft
Dankbarkeit
Akzeptanz
Gelassenheit

DANK

Dieses Buch entsteht mit großer Dankbarkeit an so viele Menschen. All jene, die mich auf diesem Weg und bei der Arbeit an meinem Buch unterstützt haben, nicht namentlich genannt werden, schließe ich in meinen Dank mit ein.

Ich danke meiner Familie, die mir den Raum freigehalten hat, dieses Buch zu schreiben, mich unterstützt und ermutigt hat, mir Hilfestellungen gab und mich in unsicheren Momenten wohlwollend angeschoben hat. Meiner Freundin Steffi bin ich dankbar für konstruktive Unterstützung, hilfreiche Fragen und wertvolle Rückmeldungen.

Ich bedanke mich bei Dagmar. Schon zu Beginn unserer gemeinsamen Zeit hat sie mich auf diesen Weg gebracht, meinen Blickwinkel vergrößert und mein Denken und Handeln intensiv beeinflusst. Langsam, sorgsam, immer nur Stückchenweise, so viel wie ich gerade in der Lage war zu verarbeiten, hat sie mir neue Erkenntnisse verschafft, meinen Wissenshorizont erweitert und mich gelehrt, auf allen Ebenen, vielschichtig und tiefgreifend. Auf diese Weise habe ich Jaime Caso Villavicencio kennengelernt und auch ihm gebührt großer Dank. Jaime hat mich mitgenommen auf (m)einen schamanischen Weg, mich geführt, gelehrt und mein Leben enorm bereichert. Er hat meine heutige Lebensphilosophie grundlegend mitgeprägt, mich mit Leichtigkeit und Liebe reich beschenkt und mir gezeigt, wie große Herausforderungen mit Akzeptanz und Geduld angenommen und bewältigt werden können. Sabine, die mich unterstützt und begleitet, gab mir zahlreiche Denkanstöße und hat meine Perspektive deutlich erweitert, meine Wahrnehmung verfeinert und mich ermutigt, diesen meinen Weg zu gehen. Karin hat mich ausgebildet in der Arbeit mit Klangschalen und mir den Raum mit Klang und hin zum Klang eröffnet. Sie hat mich bestärkt im schamanischen Wirken und im Vertrauen darauf, die richtigen Entscheidungen zu treffen, mutig aus alten Gewohnheiten auszusteigen und neue Erfahrungen zu sammeln. XamAM, Schamanin aus Brasilien, hat mich aufgenommen wie ich bin und mir gezeigt, wie viel mehr in mir steckt, als ich je vermutet und mir zugetraut habe. Sie hat mein Vertrauen einmal mehr bestärkt, heilend zu wirken im Innen wie im Außen. Sie hat meinen Blick auf die vorhandenen Kompetenzen, Stärken und Möglichkeiten gelenkt. Johanna, die ich in Brasilien kennen und schätzen gelernt habe, unterstützt mich mit ihrer bedingungslosen Liebe und Zuneigung, ihrem offenen Herzen und intensiven Gesprächen, aus denen so viel erwächst.

VON HERZEN DANK EUCH ALLEN!

ÜBER DIE AUTORIN

Birgit Duckheim ist Dipl.Päd./Sprachtherapeutin, Heilpraktikerin für Psychotherapie und Klangtherapeutin. Durch die schamanischen Ausbildungen verschiedener Lehrer an ihrer Seite bringt sie ihren eigenen Heilungsprozess in Gang und übernimmt ihre Erfahrungen und Wirkweisen in die therapeutische Arbeit. Sie begleitet Menschen auf ihrem Weg, hilft die eigenen Ressourcen zu entdecken, Perspektiven zu verändern und unterstützt den Heilungsprozess.

Mit diesem Buch beschreibt sie ihren eigenen Weg, die wunder-vollen und auch schmerzhaften Lernerfahrungen und vermittelt die heilsamen Wege schamanischer Arbeit.

Birgit Duckheim lebt mit ihrem Mann am Rande des Ruhrgebiets und ist Mutter zweier erwachsener Kinder.

NOTIZEN

NOTIZEN

NOTIZEN

NOTIZEN

LITERATURVERZEICHNIS

Aeckersberg, T. (2007). *Spirituelle Rückenschule – eine neue und einzigartige Wirbelsäulengymnastik. 2. erweiterte Aufl. Limburg: FITMIT Verlag*

Bonhoeffer, D. (1944). *Von guten Mächten treu und still umgeben.*

Ende, M. (2005). *Momo, 19. Aufl. Stuttgart: Thienemann.*

Faulstich, J. (2012). *Das Geheimnis der Heilung – wie altes Wissen die Medizin verändert, 3. Aufl. München: Knaur.*

Michler, E. (2008). *Ich wünsche dir Zeit, 10. Aufl. München: Don Bosco Medien.*

Müller, P. (2004). *Wer aufbricht, kommt auch heim. Vom Unterwegssein auf dem Jakobusweg, 4. Aufl. Ostfildern: Verlag am Eschbach. S.120*

Sturiale, A. (1997). *Vom Glücklichsein. Das Tagebuch der Alice, 2. Aufl. Ratingen: Oberste Brink & Partner GmbH. S. 204*

Williamson, M. & Nelsen, M. (1994). *„Unsere größte Angst". Aus seiner Antrittsrede als Präsident 1994.*

Dieses Buch wurde in Übereinstimmung mit den GPSR-Richtlinien der EU zur Sicherheit von Produkten erstellt.

Die Verordnung über die allgemeine Produktsicherheit ist der aktualisierte Rahmen der Europäischen Union, um sicherzustellen, dass alle Verbraucherprodukte, einschließlich Bücher, für Verbraucher sicher sind.

Dieses Buch wurde von Libri Plureos GmbH gedruckt. Der Drucker hat Sicherheitszertifikate für die verwendeten Materialien wie Tinte, Papier und Kleber ausgestellt.

Die Produktkennung ist: 9789403717913

Der Autor ist für den Inhalt des Buches verantwortlich, ist Herausgeber der Werke und trägt die volle Verantwortung dafür.

Das Buch wurde über Bookmundo veröffentlicht. Bookmundo ermöglicht es jedem Autor, seine Geschichten über gedruckte Bücher und E-Books und ein breites Vertriebsnetz mit dem Rest der Welt zu teilen.

Bookmundo fungiert als Vermittler bei Sicherheitsfragen und richtet diese an den Drucker/Autor. Sollten Sie Fragen zur Sicherheit des Produkts haben, kontaktieren Sie uns bitte.

Bookmundo
Delftsestraat 33
3013AE Rotterdam
Die Niederlande
info@bookmundo.com